自閉症の子どもたちと〝恐怖の世界〟

これで自閉症がわかる！

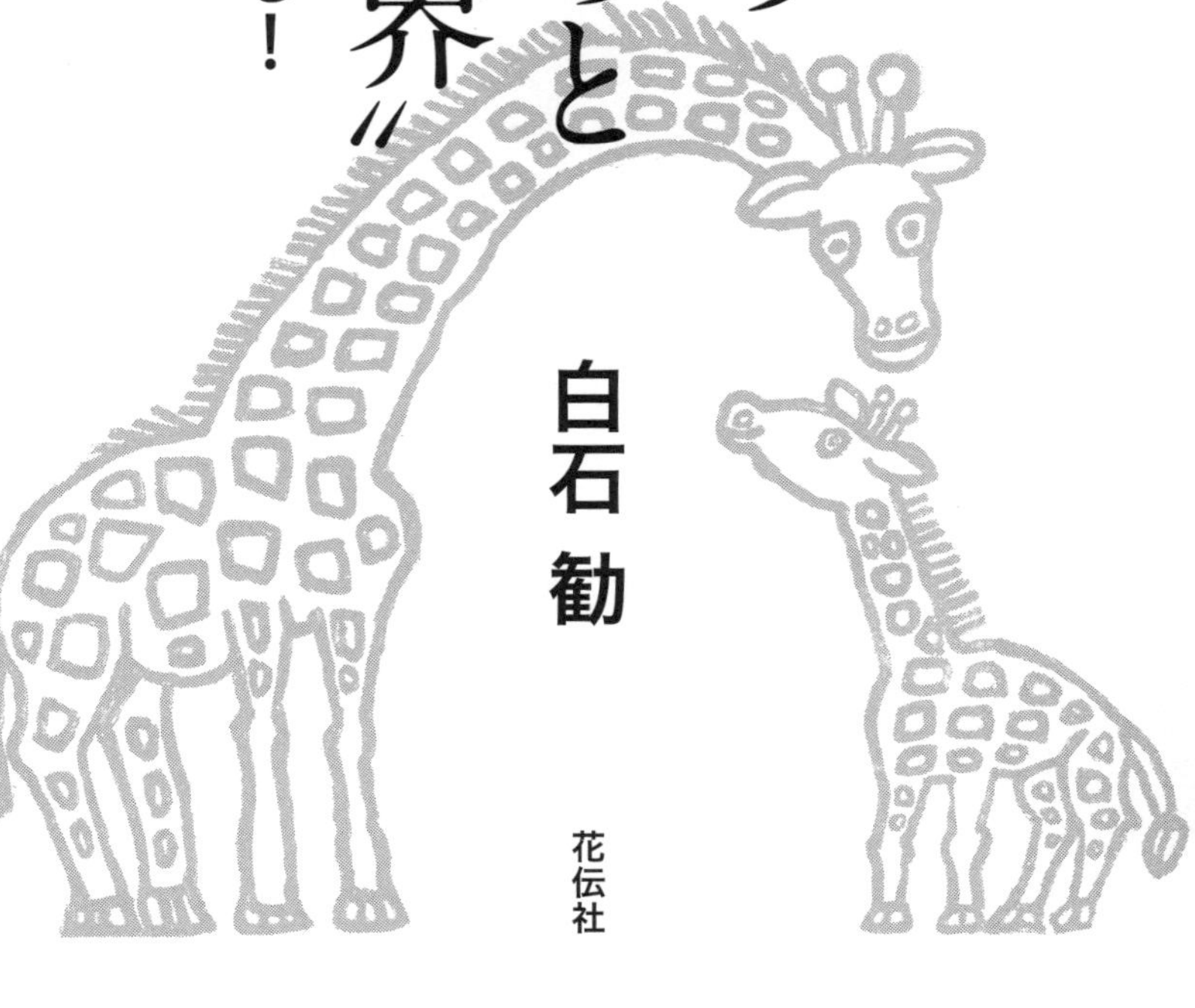

白石 勧

花伝社

自閉症の子どもたちと〝恐怖の世界〟——これで自閉症がわかる！◆目　次

第二部　自閉症の正しい理解と効果的な支援

まえがき

自閉症の人が書いた自伝には、子どものころ、母子関係が生まれていないことと、多くの物事を怖れていたことが書いてありました。自伝には恐怖や怖いといった言葉があふれていました。そこで、なぜ自閉症の子どもは多くの物事を怖れるのか考えました。

定型の子どもは母親が安全基地として機能しています（定型とは自閉症ではないという意味です）。しかし、自閉症の子どもは、母子関係が生まれていないので、母親が安全基地として機能していません。それで、自閉症の子どもは多くの物事を怖れるということがわかりました。

そこで、なぜ自閉症の子どもには母子関係が生まれていないのか考えました。しかし、考えてもわかりませんでした。自閉症の子どもに母子関係が生まれていないのは、母親の子育てが原因ではありません。これは、これまでの自閉症の研究で確定しています。母親の子育てが原因ではないのに、自閉症の子どもには母子関係が生まれていません。そこで、母子関係はどのようにして生まれるのか考えました。（現在は、自閉症は生まれつきの障害で遺伝子が原因だと考えられています）

この本は二部構成になっています。第一部では、自閉症の原因は遺伝子ではないということを明らかにし、自閉症の子どもに母子関係が生まれていない原因を明らかにしました。これまでの赤ちゃんの研究に盲点がありました。それで、自閉症の原因がわからなかったのです。

自閉症の原因がわかったことで、自閉症の予防法がわかりました。産まれた赤ちゃんを新生児室に入れないで母子同床にするなど、ちょっとした配慮で自閉症は予防できることを示しました。


第二部では、自閉症の正しい理解を示し、効果的な支援法を示しました。自閉症の子どもの支援には自閉症の正しい理解が不可欠です。自閉症の子どもに生まれつきの障害はありません。自閉症そのものは、定型の人とは少し異なるというだけで、けっして障害ではありません。

ただし、自閉症の子どもは多くの物事を怖れています。自閉症の子どもには安心の世界を広げてあげるという大人の支援が不可欠です。重度の自閉症の子どもでも、適切な支援があれば、情緒が安定し、できることが増え、学習が促進します。第八章と第九章で、自閉症の子どもの支援法を数多くの例を示して紹介しました。

※この本は前著、『自閉症と刷り込み』の改訂版です。大幅に書き直しているのでタイトルも変更して新しい本として出版しました。

第一部　自閉症の原因が解り、予防法が解る

第一章　自閉症の5つの謎

はじめに、自閉症研究の先駆者として有名な2人を紹介します。そして、自閉症には5つの謎があることを示します。

一　自閉症研究の二人の先駆者

1．レオ・カナー

1943年にアメリカのレオ・カナーが『情動的交流の自閉的障害』という論文を発表しました。論文の書き出しを引用します。

一九三八年以来、これまでに報告されたことのない非常にユニークな症状を呈する一群の子どもたちがあって、われわれの注意をひいてきた。［カナー 1978：p.10］

カナーはこの論文で、それまでに報告されたことのない「非常にユニーク」な症状を示す11名の子どもを報告しました。11名の子どもには孤立と同一性への固執という特徴がありました。

孤立というのは人を求めないで避けるという特徴です。母親でさえも求めませんでした。同一性への固執というのは、道順や家具の配置や日常の行動の順序などが同じであることにこだわるという特徴です。散歩の道順はいつも同じでなければならず、少しでも道を変えようとすると激しく泣き叫んで抵抗します。

11人の子どものうちの8人には言葉がありましたが、残りの3人には言葉がありませんでした。しかし、3人のうちの1人は「おやすみなさい」と言ったことがありました。もう1人の子どもは、同室の子どもたちが「チョコレート」や「ママ」などの言葉を聞いたことがありました。完全に言葉がなかったわけではありませんでした。カナーは、自閉症の子どもの言葉の障害は孤立と同一性への固執から生まれると解釈していました。

カナーはアメリカで最初に児童精神科医を名乗った医師です。カナーは、児童精神科医として自閉症という診断はしましたが、自閉症の子どもの療育は手探りの状態でした。

2. ハンス・アスペルガー

カナーが論文を発表した翌年、1944年にオーストリアのハンス・アスペルガーが『子供の「自閉的精神病質」』という論文を発表しました。

（この論文はドイツ語で書かれていたことと、おそらく、ヒトラーにオーストリアが併合されていた時代にドイツで発表されていたために英語圏では知られていませんでした。１９８１年にイギリスの自閉症研究者ローナ・ウィングが紹介したことで英語圏でも知られるようになりました。）

アスペルガーの論文から引用します。

独特の興味がもたれ、極めて識別しやすい子供のあるタイプについて述べていきます。私がこれから示す子供たちは、全員がそろってある基本障害をもち、それは子供たちの体つきに、その表現機能に、のみならず、彼らの一挙一動に姿を現します。この障害は、社会への適応に重大な特徴的困難をもたらします。［ウタ・フリス編著 1996：p.83］

アスペルガーは自閉症の子どものことを「極めて識別しやすい」と書いています。この論文に載っている４名の子どもはまるで大人のように話をする子どもでした。

４名のうちの最初に紹介している子どもは、ほかの子どもと仲よくすることはなく、関心をもつことさえありませんでした。学校生活は初日から失敗に終わりました。彼はほかの子どもを攻撃し、平然と教室内を歩き回り、コート掛けを引き倒そうとしました。小学校に入学したその日のうちに「教育不能」と見なされて、学校から紹介されてアスペルガーの所にきました。

アスペルガーはウィーン大学病院小児科クリニック治療教育部の医師でした。入院施設では、医師、看護師、教師、セラピストなどの人たちがチームを作って治療教育にあたりました。そして、攻撃的、教育不能などの理由で学校から紹介されてきた子どもたちを学校に復帰させています。アスペルガーは、知的な欠陥のないかぎり職業的成功をほぼ間違いなく収められると書いています。これは、彼らの治療教育が非常に高いレベルで成功していることを示しています。

その教育法は、社会的適応も知性として教えなければならない、けっして怒ってはならない、穏やかで冷静でなければならず客観的事実として伝える、彼らを教育できるのは理解と愛情を注ぎ思いやりとユーモアまでも示せる人に限られるなど、現在でも学ぶべき点が多い優れたものでした。

3．カナーとアスペルガーの違い

カナーもアスペルガーも論文のタイトルに自閉的という同じ言葉を使っているように、2人は同じ障害について書いていました。しかし、2人の論文には幾つかの違いがありました。その内の2つを紹介します。

自閉症の幅

カナーは幼児期における孤立と同一性への固執という2つを自閉症の診断基準にしました。現在、カナーが自閉症と診断していたようなケースは、カナータイプ、重度の自閉症、典型的自閉症、あるいは、古典的自閉症と呼ばれています。

それに対して、アスペルガーは「この十年余りに、多少とも自閉性向を示した二百名以上の子供を診てきた。」〔同：p.166〕と書いています。アスペルガーは「自閉性向」という幅のある解釈をしていました。アスペルガーがこの論文で紹介した４名の子どものような言語能力に遅れのない自閉症のことを、現在はアスペルガーの名前をとって「アスペルガー症候群」、あるいは単に「アスペルガー」と呼んでいます。

国による違い

カナーが１９４３年の論文で自閉症として報告した11名は一番年長でも11歳でした。１９７１年に追跡調査をして自閉症の成人期がやっとわかってきました。

それに対して、アスペルガーは１９４４年の論文で、多くの自閉症の人が数学者や技術者や音楽家になって社会参加を遂げていると書いています〔同：p.175〕。アスペルガーはすでに自閉症の成人期を把握していました。オーストリアの自閉症の研究はアメリカよりも約30年先行しています。

日本で最初に自閉症の子どもが報告されたのは１９５２年です。オーストリアよりも約40年遅れています。中国で最初に自閉症の子どもが報告されたのは１９８２年です。オーストリアよりも約70年遅れています。

自閉症の子どもは、カナーやアスペルガーが書いているように、非常にユニークで極めて識別しやすいです。それにもかかわらず、国によって自閉症の子どもが報告された年に大きな差があります。

なぜ国によってこれほど大きな差があるのでしょうか?

二　冷蔵庫マザー説から遺伝子説へ

1.冷蔵庫マザー説

カナーは、1943年に発表した最初の論文では、自閉症の子どもは孤立が人生の初めからであったと書き、自閉症の原因は生まれつきだと仮定していました。しかし、自閉症の子どもの両親が非常に知的であるという事実をどう評価するかは容易ではないとも書いていました。

カナーが最初の論文で報告した11名の自閉症の子どもの親は全員が高学歴の富裕層でした。11名のうちの8名は父親や祖父母や親族が名士録や科学者録にのっているというほどの名門の家系でした。その後、自閉症と診断した子どもが55名になっても100名になっても、自閉症の子どもの親は全員が知的な富裕層でした。

カナーは階層の偏りを無視できなくなり、自閉症と診断した100名の子どもの、両親200名、祖父母400名、伯父と叔母373名、計973名の精神疾患を調査しました。しかし、自閉症の子どもの家族には精神病などの遺伝的な問題は特に多くはないということがわかりました。

そこでカナーは、両親の性格という環境の要因を考慮しました。心理学を専攻して卒業した母親は、子どもは科学的に育てられるべきであって、スケジュール以外には泣いても抱きあげてはならないと決めていました。さらに、人間との接触を最小限にすることによって、子どもたちを伝染病から守る努力をしていました。

カナーはこのような子育てをした高学歴で成功した親の性格を、知的で冷静な性格＝冷たい性格だと解釈しました。そして、両親の冷たい性格という環境要因と子どもの感情的接触を形成しにくいという生得的要因が結合して、子どもが自閉症になったと解釈しました。

さらに、アメリカのブルーノ・ベッテルハイムが、母親の冷たい性格が原因で子どもが自閉症になったという説を出しました。そうやって生まれたのが自閉症の冷蔵庫マザー説でした。そして、子どもが自閉症になったのは母親の冷たい性格が原因だと、母親が責められるようになりました。

2. 冷蔵庫マザー説への反論

冷蔵庫マザー説に対して、息子が自閉症だったアメリカの医師バーナード・リムランド［1964］が反論しました。この本の「はしがき」をカナーが書いています。カナーもリムランドの説を全面的とは言えないまでも認めています。リムランドの反論をまとめました。

・母性の剥奪といった、劣悪な養護施設で育てられた子どもに現れるホスピタリズムと呼ばれている障害は自閉症の障害とは異質である。

・自閉症児の両親の約10％は明らかに温かい人柄であることがわかっている。したがって、両親の冷たい性格が自閉症の原因とはいえない。
・両親が冷たい性格だと考えられているケースでも、自閉症の子どもの兄弟は自閉症でないケースがほとんどである。
・自閉症は二卵性双生児よりも一卵性双生児の一致率が高い。

リムランドは二卵性双生児よりも一卵性双生児の方が自閉症の一致率が高いという、遺伝の要因を示唆する統計を示しました。さらに、イギリスのマイケル・ラターが、生得的な言語・認知障害が原因で対人関係障害が生まれるという「言語・認知障害説」を発表しました。このような経緯があって、育児環境は自閉症の原因ではないと考えられるようになりました。(その後、言語・認知障害説では自閉症のすべての症状は説明できないということがわかり、言語・認知障害説は否定されました)

3．遺伝子説

冷蔵庫マザー説という環境説が否定されたことによって登場したのが、自閉症は生まれつきの障害という遺伝子説です。それ以来、自閉症は生まれつきの障害で遺伝子が原因という説が定説になりました。

遺伝子説の根拠は一卵性双生児の自閉症一致率の高さです。二卵性双生児の自閉症一致率は2～

5％でしたが、一卵性双生児の自閉症一致率は40～90％でした。双子を育てた親は同じで、双子が育った環境もほとんど同じです。それにもかかわらず、一卵性双生児の方が二卵性双生児よりも自閉症一致率がはるかに高いということがわかりました。したがって、自閉症の原因は環境ではなく遺伝子だと想定されたのは当然の成り行きでした。

そこで、世界中で多くの研究機関が自閉症遺伝子の研究を始めました。しかし、自閉症遺伝子といった単独の遺伝子は見つかりませんでした。現在は、１０００個ほどの遺伝子が関与している多遺伝子障害だと考えられています［ベルトラン・ジョルダン 2013］。

自閉症の関連遺伝子が１０００個もあるので、研究機関によって研究している遺伝子が異なります。そして、それぞれの研究機関が「自閉症の原因遺伝子解明」といったプレスリリース（報道機関向けの発表）を出しています。

このような発表を読んだことがある方は、自閉症の原因解明が進んでいると思うはずです。しかし単純に考えても、自閉症の関連遺伝子が１０００個もあるので、このような発表が１０００個ほど出てくることになります。自閉症の原因遺伝子が１０００個も解明されたら、自閉症の原因解明が進んでいるとは言えなくなります。

自閉症の遺伝子説は長年世界中で研究されてきましたがいまだに証明されていません。証明されていない仮説が定説になっているというのが自閉症の現状です。

三　知的な富裕層への偏り

現在は自閉症の子どもの親に階層の偏りはありません。しかし、1943年にカナーが報告した11名の自閉症の子どもの親は全員が高学歴の富裕層でした。その後、自閉症と診断した子どもが55名になっても100名になっても、自閉症の子どもの親は全員が知的な富裕層でした。

ハンス・アスペルガーも1944年の論文で、父親の多くは高い地位を占めている、著名な芸術家や学者一族の子どももいたと、カナーと同様の指摘をしています。アスペルガーは、アスペルガー症候群の子どもは何ごともおのずと自然にではなくすべてが「知的」だと解釈していました。そして、アスペルガー症候群の子どもと父親や親族は知的という関連した特性が認められるとし、自閉症の原因は優性遺伝だと解釈していました［フリス編著 1996：pp.166-167］。

1. 自閉症研究者の解釈

イギリスの自閉症の研究者であるフランシス・ハッペから引用します。

カナーとアスペルガーの両者は、自閉症の子どもの家族が知的で高い社会的地位にあると記述した。そしてこれが自閉症が高い社会経済的階層でより多く見られるという考えを惹起した。そのような考えにはほとんど根拠がない。―（略）―専門家に子どもを診察してもらえる可能性が高いといった傾向に起因する人工産物であることを、多くの研究が示唆している。［ハッペ 1994：p.44］

ハッペは、自閉症の子どもの親は知的な富裕層に偏っているという考えをほとんど根拠がないと否定しています。そして、富裕層は専門家に子どもを診察してもらえる可能性が高いからだと解釈しています。この解釈が現在の自閉症研究者の考えを代表しています。

しかし、カナーはジョンズ・ホプキンス大学病院というアメリカでも著名な病院の小児科に児童精神科を開設した医師です。そして、１９３５年には児童精神医学の教科書を書いています。カナーは富裕層しか診なかったというような医師ではありませんでした。カナーから引用します。

彼らは、熱っぽい、咳をする、発疹がでた、体重が減少した、骨折した、黄疸がある、けいれんをおこした、息苦しい、どもる、寝小便をする、盗みをする、学習能力が乏しいなどの理由でつれてこられたのです。［カナー 1978：p.128］

大きな小児科クリニックやその精神科治療室にやってくる子どもたちは、マンションや中流階級の家庭、安アパート、粗末な小屋のような家であり、［同：p.132］

カナーがいた大きな小児科クリニックには様々な疾患の子どもがあらゆる階層から来ていました。カナー自身も自閉症の子どもの親に階層の偏りがあることを不思議に思いました。そこで、50名の自閉症の子どもの次のカルテを選んで、比較対照群とし、その両親の学歴と職業上の地位を調べています。その結果、自閉症以外の疾患で来た子どもたちの両親の学歴と職業上の地位は、自閉症の子どもたちの両親よりもかなり低いことがわかりました。自閉症の子どもたちの両親は明らかに知的な富裕層に偏っていました。

また、アスペルガーの論文にのっていた4名のうちの3名は小学校から紹介されて来たと書いてあります。そして、「年少の自閉症児の特異性に対しては、親が独力で対処できることも多いのですが、学校では、通常の方法ではとても対処しきれないために、児童相談センターへと子供を差し向けることがほとんどです。」〔同：p.157〕と書いています。アスペルガーの所に来た子どももそのほとんどが小学校から紹介されて来ています。したがって、受診した機会に経済的階層が関係しているとは言えません。

2．パール・バック

『大地』という小説を書いた作家パール・バックのひとり娘は、1920年生まれで、フェニルケトン尿症でした。フェニルケトン尿症は4歳ぐらいの水準までしか知能が発達しないという先天性の障害です。現在は早期発見による食事療法や薬で治療できるようになりましたが、当時は何もわかっていませんでした。パール・バックから引用します。

私は、娘と同じような子どもの親たちとじっくり話しあった経験が幾度となくありますが、どなたの経験も同じでした。どこかに自分の子どもを治してくれる人がいるにちがいないと信じてその人を探して、世界中を歩きまわるのです。もっているお金をすべて使い果たし、さらにそのうえに、借りられる限り、お金を借ります。お医者であれば、そのよしあしをかまわず、藁をもすがる気持ちで、その人のところへ出かけて行きました。［バック 1993：p.35］

我が子が障害を抱えていたら、納得のいく診断と治療を求めて医者を訪ね歩くのは富裕層の親だけではありません。借りられる限りのお金を借りて、治してくれる医者を探してまわります。それが親の心というものです。

それでも貧困層の家庭だと、カナーの所まで遠くからは子どもを連れて来れなかったかもしれません。しかし、それほど遠くなければ子どもを連れて来たはずです。まして、中流層の家庭であれば、パール・バックのようにかなり遠くからでも、借金をしてでも子どもを連れて来たはずです。また、貧困層でも中流層でも自閉症とは異なる疾患で子どもを連れて来ています。それにもかかわらず、1950年代前半まで、カナーが自閉症と診断した子どもの親は知的な富裕層に限られていました。

知的な富裕層というのは一握りしかいません。圧倒的多数を占めている他の階層から1人も自閉症の子どもが来ていないというのは不可解な話です。しかし、事実は事実として認めなければなりません。事実を無視すると『裸の王様』の寓話と同じになってしまいます。

カナーやアスペルガーが自閉症の子どもの診断をしていた当時、自閉症の子どもの親は知的な富裕層に偏っていました。しかしその後、自閉症の子どもの親に階層の偏りはなくなりました。この現象は遺伝子説では説明ができません。

四　自閉症の増加

次の図1で、カナーが最初の論文で報告した11名の自閉症の子どもが来た年と人数を示しました。（カナーの1943年の論文から作成しました）

カナーは、1930年にジョンズ・ホプキンス大学病院の小児科の中に児童精神科を開設しています。しかし、初めて自閉症の子どもが来たのは1935年でした。また、1940年までの10年間では自閉症の子どもは4名しか来ていません。

1943年に自閉症の論文を発表すると、カナーは世界的に有名になりました。アメリカやカナダといった北米大陸全土から自閉症の子どもが来ただけではなく、南米大陸からもアフリカ大陸からも自閉症の子どもが来ています。それでも、1930～1953年までの23年間では96名しか自閉症の

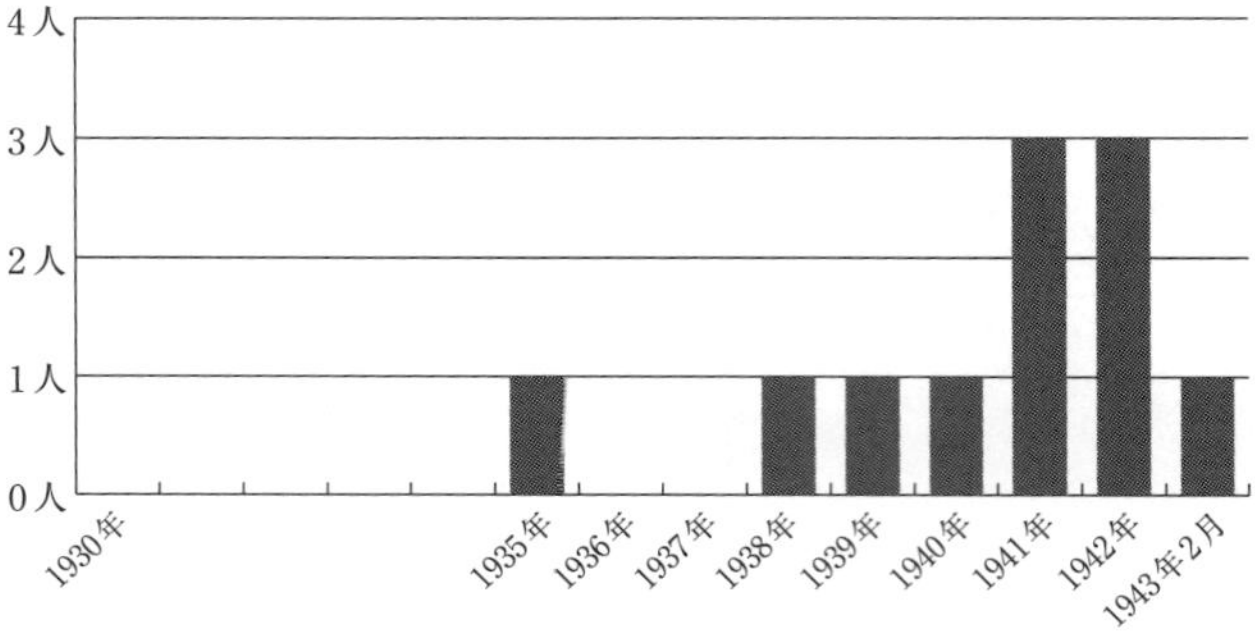

【図1】　自閉症の子どもが来た年と人数

子どもは来ていません。

この少なさは、当時は自閉症が知られていなかったからだと自閉症の研究者は解釈しています。しかし、フェニルケトン尿症は知られていなかったからこそ、パール・バックは世界中医者を訪ね歩いたのです。

カナーが開設した児童精神科は小児科の中にありました。そして、その小児科には熱がある、寝小便をする、学習能力が乏しいといった子どもも来ていました。典型的な自閉症は知られていようがいまいが「非常にユニーク」な障害です。我が子が「非常にユニーク」な障害を抱えていれば、親はパール・バックのように医者を訪ね歩いたはずです。現に、カナーの所には南米大陸からもアフリカ大陸からも自閉症の子どもが来ています。

それなのになぜ、１９３０~１９５０年代前半まで、カナーの所に来た自閉症の子どもが非常に少なかったのでしょうか？　これを合理的に説明できる答えはただひとつしかないはずです。当時、自閉症は非常にまれな障害だったのです。しかしその後、自閉症は増加しました。この現象も遺伝子説では説明ができません。

五　団塊の世代

日本で最も多くの子どもが生まれたのが団塊の世代（1947～1949年）です。3年間で約800万人の子どもが生まれています。現在の日本では、カナーが自閉症と診断したような典型的な自閉症の子どもは約3000人に1人と言われています。したがって、自閉症の原因が遺伝子であれば、団塊の世代には典型的な自閉症の子どもだけでも2万5000人以上いたことになります。

私は団塊の世代の生まれです。地域にも学校にも子どもがあふれていて、小学校も中学校もプレハブで校舎が増築されていました。しかし私は、子どものころ、自閉症の子どもに1人も会ったことがありません。

文献を調べても、団塊の世代に生まれた自閉症の子どもはほとんど出てきません。もちろん当時の統計はありませんが、団塊の世代に自閉症の子どもはほとんどいないということを示唆している文献を4冊紹介します。

1. 玉井収介

日本で最初に自閉症の子どもが報告されたのは1952年です。九州大学で開かれた第四九回日本精神神経医学総会で、名古屋大学の鷲見たえ子が7歳の男の子を報告しました。日本でもすでにカナーの論文が知られていたので、この報告は非常に注目されたそうです。

玉井は日本における自閉症研究の草分けの一人です。その玉井が自閉症の子どもに最初に会ったのは1952年で、鷲見が報告した男の子でした。この子は1945年生まれです。2人目に会ったのは1959年で、小学校1年生の男の子ということなので1953年ごろの生まれです。3人目に会ったのは1960年で、3歳半の男の子ということなので1956年ごろの生まれです。[玉井 1983：pp.32-35]

自閉症の研究者である玉井が、1952~1960年までの約10年間に、3人しか自閉症の子どもに会っていません。そして、その3人はいずれも団塊の世代ではありませんでした。自閉症の研究者が団塊の世代の自閉症の子どもに一人も会っていません。

2. 糸賀一雄

近江学園は第二次世界大戦後まもなくの1946年に、戦災孤児60名と知的障害児50名の定員で糸賀によって創設されました。

現在は、特別支援学校に在籍している知的障害児の約半数が自閉症です。以前は、自閉症は知られていなかったので、自閉症の子どもは知的障害と診断されていたという意見があります。そうであれば、近江学園が創設されたときから自閉症の子どもが大勢いたはずです。しかし、近江学園にはじめて自閉症の子どもが来たのは1955年です。それまでの約10年間、近江学園にいた知的障害児の中に自閉症の子どもは1人もいませんでした。

近江学園にはじめて来た自閉症の子どもは、京都大学病院で自閉症と診断された7歳の男の子で、1948年生まれです。この子が団塊の世代です。言葉はまったくなく、手がかかって、職員を一対一でつける必要があって大変だったそうです［糸賀 1965：p.282］。

3．伊藤則博

伊藤によると、北海道における最初の自閉症の子どもの報告は1960年です。この報告は「北海道にやっと出たか！　来てくれたか！」と、ある種の感動をもって迎えられたそうです。そして、1962年にはアスペルガータイプの子どもが報告されています。［伊藤 2008］

典型的な自閉症でも2歳前では診断は難しいです。しかし、3歳から4歳になると自閉症の特徴が顕著に現れてきます。我が子が非常にユニークな障害を抱えていれば、親は医者を訪ね歩いたはずです。したがって、1960年前に北海道で自閉症の子どもが1人も報告されていないということは、1947～1949年という団塊の世代の自閉症の子どもが北海道にはまったくいなかった、あるいは、ほとんどいなかったということを示唆しています。

4．小澤勲

小澤によると、1960年の第一回日本児童精神医学会では自閉症は一例一例が報告の対象となるほど珍しい障害で報告は4題でした。しかし、1971年になるとその1年間で、名古屋大学精神科だけで116名の自閉症の子どもが受診しています［小澤2007］。カナーが1930～1953年までの23年間で診断した96名よりも多いです。日本では、自閉症は1960年には珍しい障害でしたが、1971年になると珍しい障害ではなくなっています。

1952年の鷲見の報告の後、黒丸正四郎によって1954年に1名・1955年に3名、高木隆郎によって1956年に3名の自閉症の子どもの報告があったそうです。当時、黒丸は京都大学病院にいました。したがって、1955年に近江学園に来た自閉症の子どもは黒丸が診断した4名のうちの1人だと推測できます。

団塊の世代の子どもは1956年までには学齢期を迎えています。したがって、1956年までにはなんらかの診断を受けているはずです。しかし、1956年までに自閉症と診断された子どもは8名しかいません。鷲見が報告した子どもは団塊の世代ではありませんが、近江学園に来た子どもは団塊の世代です。残り6名の生まれた年はわかりませんでしたが、全員が団塊の世代だと仮定します。そうすると、団塊の世代で自閉症と診断されている子どもは、私が文献を調べたかぎりでは、最大で7名ということになります。

したがって、団塊の世代の自閉症の発症率は最大で800万分の7、約100万人に1人です。この少なさは遺伝子説では説明ができません。

六　自閉症の5つの謎

これまでの考察から自閉症の謎をまとめました。

1. なぜ、国によって自閉症の子どもが報告された年に大きな差があるのか？
2. なぜ、カナーやアスペルガーの当時、自閉症の子どもが知的な富裕層に偏っていたのか？
3. なぜ、その後、自閉症が全階層に広がったのか？
4. なぜ、日本の団塊の世代に自閉症の子どもがほとんどいないのか？
5. なぜ、その後、自閉症の子どもが増加したのか？

自閉症の遺伝子説はこの5つの謎に1つも答えることができません。自閉症の原因は遺伝子でないことは明らかです。この5つの謎にすべて答えることができる、自閉症の本当の原因を探さなければなりません。（第四章でこの5つの謎にすべて答えが出ます。しばらくお待ち下さい。）

第二章　自閉症の原因

はじめに、３人の自閉症の人が書いた自伝を紹介し、自閉症の子どもが多くの物事を怖れていることを示します。次に、なぜ自閉症の子どもが多くの物事を怖れているのかその原因を明らかにします。そして最後に、自閉症の原因にたどり着いた経緯を紹介します。

一　自閉症の人が書いた自伝

1．ドナ・ウィリアムズ

ドナ・ウィリアムズの『自閉症だったわたしへ』という自伝では、はじめの１００ページまでに恐怖や怖いといった言葉が約50回出てきました。２ページに１回は出てくるという頻度です。

窓の横に置かれたベビーベッドの中から顔を上げ、わたしは、ガラス越しに射し込んでくるまぶしい太陽の光を見つめる。それからぎゅっと目を閉じて、激しくこする。すると、現れるのだ。

きらきらしたパステルカラーが、真っ白な中を次々動いてゆく。「やめなさい」突然声がして、声とともにじゃまなごみが割り込んでくる。だがわたしは楽しさで夢中になって、目をこすり続ける。ピシャッ。平手打ちがとんでくる。［ウィリアムズ 1993：p.19］

これは3歳になる前の記憶です。「じゃまなごみ」というのは母親のことです。

わたしは二人のうちのどちらにも、抱きついたことはなかった。抱きしめられたこともなかった。わたしは人からあまりに近寄られるのもすきではなかった。触られるなどは論外だ。触られると、たとえどんな触られ方であれ、痛いと感じた。痛いし、とてつもなく怖かった。［同：p.25］

2人というのは両親のことです。ドナはオーストラリアという挨拶でもハグをするような文化圏で生まれ育っています。しかし、両親からでさえも抱かれるのが怖くて拒否していました。触られるのでさえも怖れていました。

ドナは3歳半でトイレに行かなくてはならないと意識するようになりますが、トイレに行くのが怖かったので、何日も我慢したことがありました。また、眠るのが怖かったので、何年もの間、両眼を大きく開けたまま眠っていました。

そして、少しずつ世の中が見えてくるにつれて、ますます世の中が怖くなってきました。人は皆、敵に見えるようになり、ドナに武器を向けているように見えるようになりました。また、人の目を見るのが怖かったので、相手の顔の向こう側を透視するように見るという方法を編み出していました。ドナは、抱かれるのも触られるのも、トイレに行くのも眠るのも、世の中もまわりの人も人の目を見るのも怖れていました。ドナは日々の暮らしのなかに恐怖を抱えていました。

2. ウェンディ・ローソン

ウェンディ・ローソンの『私の障害、私の個性。』という自伝でも、はじめの100ページまでに恐怖や怖いといった言葉が約40回出てきました。ウェンディは42歳の時にアスペルガー症候群と診断されています。

> 私は、幼い日々を、イングランド南東部の海の近くですごした。その地方では嵐が多く、雨も多かった。二歳のころの私は、嵐のときは、母の膝に乗るのではなく、テーブルの下に隠れるのだった。——（略）——
> 子どもが三人もいたので、母はいつもひどく忙しかった。でも、そのおかげで、私はじゃまされずに時間をすごせて、好都合だった。［ローソン 1998：p.55］

ウェンディは、2歳のころ、嵐が来るとテーブルの下に隠れました。そして、母はいつもひどく忙しくてじゃまされずに好都合だったと書いています。ウェンディは母親を求めていませんでした。

ウェンディは、電子レンジのベル、子どもの声、車のクラクション、バスの乗客が次に降りたいときに鳴らすブザー、やかんから蒸気のもれる音、そのほかにも耐えられない音がいくつもありました。逆に、おだやかな低音のメロディーや、やさしい低い音はつかの間にせよ恐怖や不安を忘れさせてくれると書いていました。つかの間にせよ恐怖や不安を忘れさせてくれるという表現は、恐怖や不安が常にあったということを現わしています。

また、学校や商店街、遊園地や動物園などを怖がっていました。うるさくて、無秩序で、人が多く、見慣れない物でいっぱいだからでした。そして、物事がいつもと同じであることで安心を得ていて、変化を怖れていました。

ウェンディは10歳の誕生日を病院で迎えました。ウェンディの10歳の誕生日をみんなが祝ってくれようとしたのですが、いつもと同じではない誕生日のお祝いが怖くて参加できませんでした。みんなが迎えに来ましたが、ふとんにもぐりこんで寝たふりをして、みんなが行ってしまうまでやり過ごしました。しかし、内心では葛藤していました。本当は参加したかったのです。また、ウェンディは病院で看護婦さんの手伝いをしていましたが、看護婦さんから触られるのを恐れていました。

3．グニラ・ガーランド

グニラ・ガーランドの『ずっと「普通」になりたかった。』という自伝でも、はじめの１００ページまでに恐怖や怖いといった言葉が約60回出てきました。グニラはスウェーデン生まれで、成人してから高機能自閉症と診断されました。高機能自閉症というのは発達に特に遅れがない自閉症です。

グニラは大人が笑うのが恐怖でした。何の前ぶれもなく顔が割れて口が巨大化し、突然たくさんの歯が現れて大音響が響くからでした。これではお化けです。両親でさえも笑うとお化けのようで怖かったのです。しかし、これだけではありません。

母も父も、私とは何の関係もない人たちだと思っていたし、彼らが何のためにいるのか知らなかった。存在の趣旨がわからなかった。また、自分の両親が、他の不特定の大人とはどう違うのかも知らなかった。［ガーランド2000：p.44］

グニラは、両親のことを自分とは何の関係もない人たちだと思っていました。グニラは、犬の吠える声、バイクやトラクター、車のエンジン音は怖くて耳をふさいでわめいていました。また、そっと軽く触られたり、くすぐられたりするとその耐え難さはとにかく耐え難さの限界をこえていたそうです。

幼いころは皮なしウインナーとチョコレートプリンしか食べませんでした。それは、「知らない食べものを試食する死の危険」「知らない食べものなど口にしたら、何が起きるかわかったものではない。」［同：p.11］からでした。

アクセサリーやヘアピンや金属のボタンも怖れていました。アクセサリーが怖いので、もらったアクセサリーはすぐに宝箱に隠しました。それで、姉以外は誰もグニラがアクセサリーを怖がっていることに気がつきませんでした。金属のボタンがついたセーターは着られませんでしたが、金属のボタンを怖がっているとは母親も気がつかなかったそうです。また、グニラのかんしゃくは、周りの人からは怒りだと思われていましたが、怒りではなく恐怖だったそうです。

自閉症の人の自伝には恐怖や怖いといった言葉があふれていました。なぜ自閉症の子どもはこれほど多くの物事を怖れるのでしょうか？

次は、乳幼児の世界を紹介します。

二　乳幼児の世界

図2は定型の乳幼児の世界です。この図を想定することで、自閉症の子どもが多くの物事を怖れている原因が明らかになりました（この図は私のオリジナルです）。

この図の中心が母親です。母親といっても生みの親という意味ではありません。乳幼児がもっとも

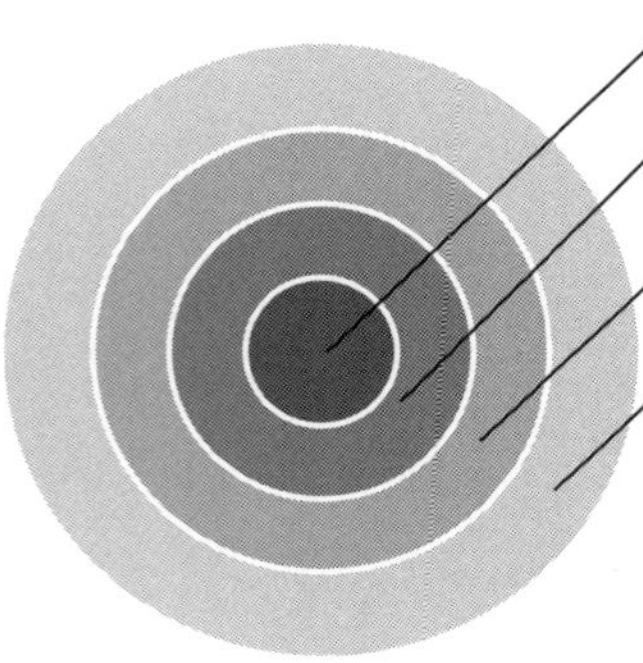

【図２】乳幼児の世界［白石 2018：p.89］

信頼を寄せた人が母親です。ときには父親が母親代わりだったり、祖母や祖父が母親代わりということもあります。保育園ではなついている保母さんが母親代わりになります。

乳幼児にとって母親のそばが安心の世界です。安心の世界の外側は不安の世界です。そして、不安の世界の外側には恐怖の世界が広がっています。

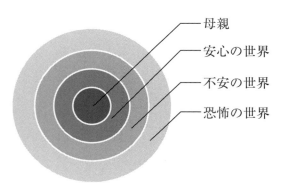

1．安心の世界と母親の認知

母親が子どものそばにいても、子どもの後ろにいたりして、子どもが母親の存在に気がつかなければ母親がそばにいないのと同じです。したがって、母親のそばが安心の世界ということではなく、子どもが母親を認知している世界が安心の世界ということになります。

生まれたばかりの赤ちゃんは母親にふれるという触覚が一番確かな母親の認知になります。それで、母親がそばにいてもふれることができないと泣いたりします。少し成長すると、母親から少し離れていても、お母さんの顔を見たりお母さんの声を聞いたりしただけで母親を認知できるようになります。

さらに成長すると、居間にひとりでいても、となりのキッチンから聞こえてくる母親が食事を作っている音でも、「お母さんはとなりのキッチンにいる」と母親を認知できるようになります。そうやって、母親がそばにいなくても母親を認知できるという認知能力の向上によって、安心の世界が広がり、母親から離れることのできる距離と時間が広がっていきます。

2. 不安の世界

安心の世界の外側は不安の世界です。不安とは緊張（ストレス）のことです。子どもは多少の緊張を求めて乗り越えていくのが好きです。道を歩くときでも、私たち大人は平坦な場所を歩きますが、子どもは平坦な場所を歩かないで水たまりや障害物を見つけて乗り越えていきます。

子どもは安心の世界に安住することなく不安の世界（未知の世界）へと発展を求めます。それが好奇心であり、興味であり、探索です。そうやって世界を探索することによって、不安の世界も安心の世界になり、子どもの安心の世界が広がっていきます。そして、その広がった安心の世界から、さらにその外側の不安の世界を探索することによって、その不安の世界も安心の世界になっていきます。

定型の子どもには、認知能力の向上とみずからの経験によって、成長とともに安心の世界が広がっていくという必然性が備わっています。少年期になると1人で電車に乗れるようになります。青年期になると1人で海外旅行にも行けるようになります。そうやって、成長とともに大きな安心の世界が生まれ、母親から自立して世界へと羽ばたいていきます。

3. 恐怖が生まれる

不安の世界の外側は恐怖の世界です。しかし、恐怖という感情は生まれたときからあるのではありません。

精神科医のグッドウィンは、「腰から下が麻痺している人は恐れや怒りを感じるが、首から下が麻痺した人は、こうした情動をそれほど感じない。」〔D・W・グッドウィン 1988：pp.12-13〕と書いています。腰から下が麻痺している人は、足は動かせませんが手は動かせます。それに対して、首から下が麻痺している人は手も足も動かせません。手も足も動かせない人は恐れも怒りもそれほど感じません。恐れや怒りを感じても逃げることも闘うこともできないので感じるメリットがないからでしょう。

子ネコも生後早期はほとんど動けないので恐怖を感じません。あるていど動けるようになると恐怖を感じるようになります。子ネコの場合は生後4週ごろに恐怖が生まれてきます。生後4週前までは、突然大きな音がしても、眠っていると身体がピクッと反応するだけで目も覚ましません。しかし、生後4週を過ぎると、突然大きな音がすると飛び起きて逃げるようになります。また、大きな音を出して動き回る掃除機も、生後4週前は逃げないで見ていますが、生後4週を過ぎると飛んで逃げるようになります。

新生児もほとんど動けないので恐怖を感じません。それで、お母さんから離されても泣き叫ぶといった激しい抵抗はしません。そんな赤ちゃんも、生後6～9ヵ月ごろに少し動けるようになると恐怖が生まれてきます。そして、母子分離に対して激しく泣いて抵抗をするといった愛着行動が生まれてきます。また、見知らぬ人を怖れて泣くという人見知りも生まれてきます。

4．恐怖の世界

幼い子どもは、母親から離れている時間が長くなると、家の中でさえも恐怖の世界になってしまいます。

幼い子どもは、母親が近くのお店まで買い物に行って1人でお留守番をしていると、はじめは安心の世界で遊んでいますが、時間の経過とともに緊張が高まってきます。そうなると、母親がいるときは安心の世界だった家の中も不安の世界になってしまいます。そして、それまでしていた遊びにも集中できなくなります。

さらに時間が経過すると、緊張が高まり恐怖が生まれてきます。そうなると、家の中でさえも恐怖の世界になってしまいます。大きな音に怯えるようになり、些細な音にも怯えるようになります。また、カーテンが風でゆれてもお化けがひそんでいるかのように感じて怯えるようになります。こうなると、もう遊びどころではなくなります。

女の子だと人形やぬいぐるみを抱きしめるかもしれません。男の子だとおもちゃの銃や剣で武装するかもしれません。あるいは押入れの中に隠れるかもしれません。

三　母親の機能

幼い子どもは、母親と遊園地に遊びに行ったとき、母親を見失うとパニックになって泣き出します。迷子です。迷子になって泣いていた子どもも母親と再会すると泣きやみます。幼い子どもは母親を認知できなくなると恐怖におそわれ、母親を認知できると安心が生まれます。それで、幼い子どもは母親の認知を失わないように母親の後を追います。

1．母親の働き

幼い子どもは母親と遊園地に遊びに行くと、回転木馬や乗り物やアトラクションに夢中になります。しかし、遊園地で母親とはぐれて迷子になった幼い子どもは、遊園地にある物事への興味を失います。母親と一緒のときには楽しかった遊園地も、母親を見失ったとたんに恐怖の世界になってしまいます。母親に抱かれた幼児は世界を見ますが、母親を見失った幼児は世界の中にいても世界を見ず母親を捜し求めます。

幼い子どもは世界の探索をしていても、母親の認知を失わないように、ときどき母親を見たり母親に声をかけたりして母親の存在を確認します。母親の存在を確認するとまた探索に向かいます。幼い子どもの好奇心や興味や探索は母親を認知することによって生まれる安心によって支えられています。

母親は幼い子どもの好奇心や興味や探索の基点となる安全基地として機能しています。母親は授乳をしたりオムツを変えたりといったナース（看護師）的な働きをするだけではありません。母親は存在するだけで乳幼児の発達を支えるという働きをしています。

2. 自閉症と恐怖の世界

ドナ・ウィリアムズにとって母親は「じゃまなごみ」でした。ウェンディ・ローソンは母親を求めませんでした。グニラ・ガーランドは両親を自分とは関係のない人たちだと思っていました。自閉症の子どもには、通常なら生まれているはずの母子関係が生まれていません。

自閉症の子どもは母親の後を追いません。母親が子どもの後を追います。自閉症の子どもが母親の後を追わないのは、母親を認知しても安心が生まれないからです。お母さんは自分を頼らない我が子に寂しい想いをするかもしれません。しかし、子どもの方はそれどころではありません。

母親を認知しても安心が生まれないので、自閉症の子どもには安心の世界がありません。自閉症の子どもには安心の世界がないので、安心の世界の外側に広がっている不安の世界もありません。自閉症の子どもには、安心の世界もなく、不安の世界もなく、恐怖の世界しかありません。

母親を認知しても安心が生まれない自閉症の子どもにとって、生まれてきた地球という未知の惑星はお化け屋敷のような恐怖の世界に他なりません。それで、自閉症の子どもはひとりで留守番をしている子どものように様々な物事を怖れます。

自閉症の子どもに母子関係が生まれていないということは、単に母子関係が生まれていないというだけではなく、自閉症の子どもの世界が恐怖の世界であることを意味していたのです。

3．同一性への固執

カナーが孤立と同一性への固執という2つを自閉症の診断基準にしていたように、同一性への固執は典型的な自閉症の子どもの代表的な特徴です。

地雷が埋まっている草原に前回通った小道があったとします。今日、前回と違う道を通るでしょうか？　当然、前回と同じ道を通るはずです。前回と違う道を通ることは命の危険を犯すことを意味するからです。

自閉症の子どもも前回と同じ道を通ります。前回と同じ物を食べます。前回と家具の配置が同じであることに固執します。家具の配置が前回と少しでも変わっていたら、前回安全であった世界が変化したことを意味するからです。自閉症の子どもは自分で安全であることを経験したことしか安心ができません。それ以外はすべて怖いのです。それで、自閉症の子どもは前回と同じであることに固執します。同一性への固執に自閉症の子どもの世界が恐怖の世界であることが現れています。

私たち大人はいつもと違う道を通ることを怖れません。この角を曲がったら何があるだろうかと期待して、いつもと違う道を楽しむことができます。家の近くに新しいパン屋さんができたら、どんなパンを作っているのかと期待して買いに行きます。また、部屋の模様替えを楽しむことができます。私たち大人が変化を怖れないのは、私たち大人は安心の世界に住んでいるからです。しかし、自閉症の子どもの世界は恐怖の世界です。私たち大人と自閉症の子どもでは住んでいる世界が異なります。

自閉症の子どもは、自分で安全であることを経験した世界だけが安心の世界です。そして、その安心の世界の外側には恐怖の世界が広がっています。自閉症の子どもの安心の世界は恐怖という大海に浮かんでいる小島のようなものです。周りはすべて恐怖という大海です。恐怖という大海に取り囲まれているので、自閉症の子どもには定型の子どものような安心の世界が広がっていくという必然性がありません。自閉症の子どもには安心の世界を広げてあげるという大人の支援が必要です。（その支援法を第八章と第九章で紹介しています）

四　母親への信頼

定型の子どもは母親を認知すると安心が生まれ、母親を認知できないと恐怖が生まれます。この現象を、子どもの精神内部（脳）に「母親の認知が恐怖（緊張）を抑えているという構造」が形成されていると解釈しました。この構造を想定することで、子どもが母親を認知すると安心が生まれ、母親を認知できないと恐怖が生まれるという現象を理論的に説明できるようになります。しかし、自閉症の子どもにはこの構造が生まれていません。

そして、母親を認知すると安心が生まれるという子どもの母親への感情を「母親への信頼」と定義しました。定型の子どもには母親への信頼が生まれていますが、自閉症の子どもには母親への信頼が生まれていません。

しかし、なぜ自閉症の子どもは母親を認知しても安心が生まれないのでしょうか？　言葉を替えれば、なぜ自閉症の子どもには母親への信頼が生まれていないのでしょうか？

自閉症の子どもに母親への信頼が生まれていないのは母親の子育てが原因ではありません。これは、これまでの自閉症の研究で確定しています。また、第一章で明らかにしたように遺伝子が原因でもありません。それなのに、自閉症の子どもには母親への信頼が生まれていません。

そこで、なぜ自閉症の子どもには母親への信頼が生まれていないのか考えました。しかし、考えてもわかりませんでした。この問題を考えていると、定型の子どもの母親への信頼はどのようにして生まれるのだろうかという疑問が湧いてきました。

定型の子どもの母親への信頼はいつの間にか生まれています。しかし、母親への信頼がどのようにして生まれるのか確かなことはわかっていません。一般的には、授乳をしたり、オムツを替えたり、抱いたり、あやしたりといった母親の子育ての積み重ねで母親への信頼が生まれると考えられています。

しかし、母親を認知すると安心が生まれるというのは脳の機能です。脳の機能が母親の子育ての積み重ねで生まれるとは考えにくいということに気がつきました。母親を認知すると安心が生まれるという脳の機能はどのようにして生まれるのでしょうか?

刷り込み

母親を認知すると安心が生まれるという脳の機能はどのようにして生まれるのか?　という問いをしばらく抱えていました。するとある日、「刷り込み?」とひらめきました。カモのヒナが母ガモの後を追うのは母ガモを刷り込んでいるからです。カモのヒナであっても、母ガモを刷り込まないと母ガモの後を追いません。

そこで、刷り込みで有名な動物行動学者のコンラート・ローレンツの本を読みました。すると、『ハイイロガンの動物行動学』という本に次の文章が出てきました。（ローレンツはハイイロガンのヒナを隔離して飼育することで、刷り込みを妨げる実験をしました）

すべての刷り込み過程を可能な限り妨げると、臆病で、一緒に行動をしようとはしないハイイロガンになる。そのような障害をもった二羽のハイイロガンを飼育用の囲い地に一緒にしておくと、しばしば向かい合った二つの隅にできるだけ互いに遠く離れて座るようになる。同種の仲間に対する彼らの反応は奇妙にメチャクチャである。この障害の現れ方は、人間において「自閉児」と記載されているものに似ている。［ローレンツ 1996：p.145］

ハイイロガンは人間と同じように仲間と群れを作る群居性の鳥です。しかし、刷り込みを妨げられたハイイロガンは、臆病で、仲間と一緒に行動しないで、仲間からできるだけ遠く離れて座りました。また、同種の仲間に対する反応は奇妙にメチャクチャでした。その障害の現れ方は「自閉児」の障害と似ていました。

ローレンツのこの文章を読んで、母親を認知すると安心が生まれるという脳の機能は刷り込みによって生まれると確信しました。私の推測が当たっていたからです。こうして、「自閉症の原因は刷り込みの障害」という仮説が生まれました。

しかし、刷り込みというのはあまりにも唐突です。刷り込みは鳥類で知られていますが、人間の赤ちゃんも刷り込みを行っているのでしょうか？　次の第三章で、赤ちゃんも刷り込みをしているのか検討します。

第三章　赤ちゃんも刷り込みを行っているのか？

はじめに、刷り込みとはどのようなものなのか刷り込みの紹介をします。次に、哺乳類の刷り込みを検討します。そして最後に、人間の赤ちゃんの刷り込みを検討します。

一　刷り込みの特徴と機能

ローレンツはガチョウに抱卵させていた孵化したばかりのハイイロガンのヒナを取り出して見ていました。すると、ヒナはローレンツを見つめてピーピー鳴きはじめました。ローレンツがその鳴き声に応えると、ヒナはローレンツに首を前に伸ばして挨拶をはじめました。ローレンツはしばらくヒナを見てから、ガチョウの翼の下にもどして立ち去ろうとしましたが、ヒナはローレンツの後を泣きながら追いかけてきました。親鳥とは似ても似つかないローレンツを母親とみなして後を追いかけてきたのです。ローレンツはこのヒナを養子にして育てました。［ローレンツ 1996：pp.33-35］

この不思議な現象を生み出した「あるもの」をローレンツがインプリンティング（刷り込み）と名づけました。

一般的には、刷り込みは生まれて早期に見た動く対象を母親とみなして後を追いかけるようになる学習だと考えられています。しかし実際は、大男のローレンツと中背の助手の女性を区別できるようになるのに3週間以上かかっています［ローレンツ 1997（下）：p.342］。

私はヒツジをほとんど見たことがないのでヒツジを見分けることができません。孵化したばかりのヒナも、人間をはじめて見たので、人間を見分けることができません。したがって、ヒナはローレンツを刷り込んだというよりは、「人という種」を刷り込んだことになります。それではじめは、「人という種」であれば誰でも後を追いかけます。後を追うべき「母親」を特定するにはある程度の学習が必要です。

自然界では、ハイイロガンのヒナは孵化後2〜3日で母鳥を特定するそうです。ハイイロガンのヒナは、特徴が大きく異なる2人の人を識別するよりもハイイロガンを識別する方がたやすいと、ローレンツは驚いています。

次は、刷り込みの特徴と刷り込みの機能を紹介します（おもに、ローレンツの『ハイイロガンの動物行動学』と『動物行動学』からまとめました）。

刷り込みの特徴

1．受身で接するだけで十分である

刷り込みは、子どもの世話をするといった特別なことをしなくても、単に受身で接するだけで生まれます。ただし、種によって刷り込みが生まれる条件が異なります。ハイイロガンのヒナは、ヒナの鳴き声に応答する必要があります。そして、条件が満たされていれば刷り込みは数秒で生まれます。刷り込みは一目ぼれのようなものです。

2．取り消すのがきわめて難しい

通常の学習は変更したり取り消したりするのはそれほど難しくありません。しかし、刷り込みはいったん生まれると変更したり取り消したりするのがきわめて難しいです。

3．狭い発達段階に限定されている

刷り込みには、刷り込みをしやすい感受期と刷り込みができなくなる臨界期があります。ティンバーゲンによると、ガンのヒナの場合は完全な刷り込みができるのは孵化後18時間までです。18時間を過ぎると完全な刷り込みはできなくなり、36時間を過ぎると刷り込みができなくなります。［ニコ・ティンバーゲン2000：p.154］

また、ガンのヒナの場合、孵化してから重い首をもたげてあたりを見るようになるのにしばらく時

間がかかります。したがって、刷り込みの感受期は孵化直後からではなく首をもたげてから生まれることになります。

ただし、カラスのような巣のなかに長く留まる種は、巣立ちをするころに後を追うべき親を刷り込みます。飛べないのに親鳥の後を追いかけたら巣から落ちてしまいます。巣立ちをする前のヒナを採ってきて育てると人を親として刷り込みます。

4．高等な種ほど刷り込みが関わっている

原始的な種は多くの脳の機能が生得的に備わっています。それに対して、高等な種ほど多くの脳の機能が刷り込みによって生まれます。

刷り込みの機能

1．親を特定する（親刷り込み）

ナイチンゲールという鳥は孵化したときから人が飼っても人を親とは見なさないそうです。籠から出すと逃げてしまいます。しかし、ほとんどの種は刷り込みによって親が決まります。親を特定するという刷り込みの機能は「親刷り込み」と呼ばれています。

ただし、ハイイロガンのヒナは刷り込んだ種と同じ種であれば養子が可能です。人を刷り込んだヒナであれば、親を特定した後でも他の人が親になることができます。しかし、ヒナが鳥を刷り込んでいる場合は、人がどんなに努力をしても、人の後を追うように学習させることはできないそうです。

2. 種に関わる

ローレンツは「非常に注目すべきものでありながら、説明のむずかしい刷り込みの特性の一つは、それが刷り込みの刺激を出している個体ではなくて、種にかかわっていることである。」〔ローレンツ 1996：p.143〕と書いています。ハイイロガンのヒナがはじめに「人という種」を刷り込んだように、刷り込みは種に関わっています。

3. 仲間が決まる

刷り込みには共に過ごす仲間を特定するという機能があります。仲間を生得的に認知しているのはごくわずかの鳥だけです。ほとんどの鳥は刷り込みによって仲間が決まります。同じ種であってもその種を刷り込んでいないと仲間とはみなしません。

4. 性刷り込み

一部の高等な種では、刷り込んだ種から繁殖相手を選ぶという「性刷り込み」と呼ばれている機能があります。ローレンツが飼っていたコクマルガラスは隣の家の少女に恋をしました。繁殖といった本能だと考えられていた機能にも刷り込みが関わっています。「性刷り込み」を行わない種は、繁殖相手を選ぶなんらかの図式が生得的に脳に組み込まれています。

5. 共感能力に関わる

隔離飼育されて刷り込みを妨げられたメスのハイイロガンが、激しい攻撃動作で突進してきたオスのガンに求愛の試みをしました。

オスのハイイロガンは求愛の初期に見せかけの攻撃をします。通常のメスのハイイロガンは攻撃行動なのか求愛行動なのか正確に読み取ります。しかし、刷り込みを妨げられたメスのハイイロガンは、オスのハイイロガンの攻撃行動を求愛行動と誤解しました。刷り込みは共感能力にも関わっています。

以上、刷り込みは、頼るべき母親を特定するだけではなく、種に関わり、仲間を特定し、繁殖相手の種を特定し、同種への共感能力にも関わっていることを示しました。そして、刷り込みには、高等な種ほどより多くの脳の機能が刷り込みによって生まれるという特徴があります。

二　哺乳類の刷り込み

鳥類が刷り込みを行っていることは知られています。では、哺乳類はどうなのでしょうか？　これから哺乳類の刷り込みを検討します。

鳥類の刷り込みが発見されたのは鳥の子育てを観察してではありません。鳥の子育てをいくら観察しても、あたりまえのことがあたりまえに進行しているだけなので、刷り込みの働きを読みとるのは難しいです。鳥類の刷り込みが発見されたのは、ハイイロガンのヒナが親鳥とは似ても似つかないローレンツを母親とみなして後を追いかけてきたといった異常な現象が観察されたからでした。

哺乳類の場合も、自然の子育てをいくら観察しても、刷り込みの働きを読みとるのは難しいです。哺乳類の刷り込みを確認するには、刷り込みの働きが現れている異常な現象を見つける必要があります。

神戸市立王子動物園の飼育員、亀井一成の本に刷り込みの働きが現れている異常な現象が二例載っていました。それを紹介します。

1. キリンの刷り込み

１９５６年に神戸市立王子動物園でキリンの子が生まれました。園長を始めとして多くの職員がキリンの出産を見ていました。子キリンは生まれてしばらくすると立ちあがろうとしました。しかし運悪く、母キリンの糞尿の中に顔を突っ込んでしまい、子キリンの顔がウンコだらけになってしまいました。それを見かねた飼育員が子キリンの顔をタオルできれいに拭いてあげました。すると、子キリンは人の方にばかり近づいてくるようになりました。これは大変だということで、職員は全員キリンの檻から離れましたが、子キリンは母キリンのお乳を飲まず死んでしまいました。［亀井 1985 : p.52］

キリンの子どもが人の方に近づいてきたというのは、ハイイロガンのヒナがローレンツの後を追いかけてきたのと同じです。キリンの子どもが人という種を刷り込んでいたことを示しています。

2．カバの刷り込み

１９６１年に神戸市立王子動物園でカバの子が生まれました。しかし、プールで生まれたカバの子が生まれて最初に触れたのが父カバだったようで、父カバのそばから離れませんでした。そこで、父カバを違うプールに移したのですが、子カバは母カバの乳を飲まず死んでしまいました。［亀井 1992：pp.139-140］

子カバが父カバのそばから離れなかったのは、子カバが父カバを刷り込んでいたことを示しています。自然界では、母カバは群から離れて出産をするそうですが、このときは油断をして父カバを違うプールに移していませんでした。

キリンの子は視覚で「人という種」を刷り込んでいます。それで、人には近づいてきましたが、母キリンには近づかないで乳を飲みませんでした。それに対して、水の中で生まれたカバの子は視覚ではなく嗅覚（匂い）で父カバを刷り込んでいます。匂いによる刷り込みは始めから後を追うべき対象（母親）を特定しています。それで、子カバは父カバのそばから離れず、母カバには近づかないで乳を飲みませんでした。

この2つの例は、キリンの子やカバの子が母親の後を追うのは、母乳を求めるという食欲ではなく、刷り込みによることを示しています。動物園という自然界とは異なる環境が刷り込む対象を間違えてしまったという悲劇を生みました。

3．早成種と刷り込み

コクマルガラスは晩成種です。晩成種のヒナは、孵化してしばらくの間は飛ぶことも歩くこともできません。しかし、高い所にある巣の中で孵化するので安全です。

ハイイロガンは早成種です。ハイイロガンのヒナは水辺の巣で孵化するので肉食動物にねらわれます。それで、ヒナには孵化後早期から逃げるための運動能力が備わっています。しかし、逃げるための運動能力だけでは生き延びることはできません。危険を察知する能力が必要です。

孵化したばかりのヒナには危険を察知する能力はありません。そこで、大人になるまで生き抜いてきたという経験豊かな母鳥を頼って後を追いかけていれば生き延びる確率が高くなります。また、母鳥にはヒナを守り育てるという母性本能が備わっています。

しかし、孵化したばかりのヒナは誰が頼るべき対象（母鳥）なのか知りません。孵化後早期に頼るべき対象を特定する必要があります。そして、頼るべき対象を特定するのが刷り込みの機能です。したがって、早成種のヒナが生き延びる確率を高めるためには、孵化後早期に頼るべき対象を特定するという刷り込みの機能が必要だったのです。そして、ヒナが母鳥を頼り母鳥はヒナを守り育てるという母子関係が孵化後早期に生まれる必要があったのです。

キリンも早成種です。キリンの子はサバンナと呼ばれている草原で生まれるので肉食動物にねらわれます。それで、生まれて早期にかなりのスピードで走って逃げるだけの運動能力が備わっています。しかし、生まれたばかりのキリンの子には、危険を察知する能力はまだ身についていません。したがって、キリンの子も大人になるまで生き抜いてきたという経験豊かな母キリンを頼って後を追いかけていれば生き延びる確率が高くなります。また、母キリンには子どもを守り育てるという母性本能が備わっています。

しかし、生まれたばかりのキリンの子も誰が頼るべき対象（母親）なのか知りません。キリンの子も生後早期に頼るべき対象を特定する必要があります。そして、頼るべき対象を特定するのが刷り込みの機能です。自然界では、当然、自分を産んだ母親がそばにいるので母親を頼るべき対象として刷り込みます。さらに、哺乳類の子どもには母乳が必要なので、哺乳類の子どもが母親を見失うことはそれだけで死を意味します。

鳥類だけではなく哺乳類も、早成種の子どもが生き延びるためには、生後早期に頼るべき対象（母親）を特定するという刷り込みの機能が必要だったのです。そして、子どもが母親を頼り母親は子どもを守り育てるという母子関係を生後早期に作る必要があったのです。

では、人間のような哺乳類の晩成種はどうなのでしょうか？　哺乳類の晩成種も刷り込みを行っているのでしょうか？　次は、哺乳類の晩成種を検討します。

4．ネコの刷り込み

ネコは哺乳類の晩成種です。我が家はほとんどいつもメスネコを飼っています。私は、自閉症を研究する前は、愛（信頼）と育児論の研究をしていました。それで、母ネコの子育てと子ネコの成長から多くのことを学んでいました。

子ネコを産む前に、段ボール箱の横に出入り口用の穴を開けた出産場所（巣箱）を作ります。母ネコはいつも巣箱の中で子ネコを産みました。子ネコが生まれて数時間して巣箱の穴から中をのぞくと、入り口に近いところにいる子ネコが「フー！」と怒って、まだ歯は生えていないのですが、牙をむき出して威嚇する仕草をします。生まれたばかりの子ネコはまだ目は開いていません。母ネコの匂いとは異なる匂いが急に接近してきたので威嚇したのです。しかし、ほぼ1回で怒らなくなります。次からはのぞき込んでも怒りません。

子ネコは生まれて1週間ほどで目が開きます。そのころに巣箱の穴から中をのぞくと、私のことを怒らなくなっていた子ネコが私の顔を見て「フー！」と威嚇します。今度は、母ネコとは異なる顔が急に接近してきたので威嚇したのです。これもほぼ1回で怒らなくなります。子ネコは怒る必要がない安全な対象だという学習が非常に早いです。

ある夏、子ネコを5匹出産してから3時間ほどで、巣箱の中にいた母ネコが水を飲みにお風呂場に行きました（お風呂場に水飲み場があります）。

そこで、1匹の子ネコを巣箱の穴から10センチほど離れた外に出しました。子ネコは「にゃー」と小さな声で1回鳴いて、鼻を上に向けてしばらく匂いを嗅いで、巣箱に向かって這って行って巣箱に戻りました。

次の子ネコもおなじように実験をしました。初めの子ネコとおなじように「にゃー」と小さな声で1回鳴いて、鼻を上に向けてしばらく匂いを嗅いで、這って巣箱に戻りました。次の3匹目の子ネコは鳴かないで巣箱に戻ろうとしました。しかし、途中で横に「ころん」と転んで、少し大きな声で「ニャー！」と鳴きました。すると、母ネコが急いで戻ってきて、子ネコをくわえて巣箱に連れて戻りました。これで実験は終わりました。

生まれたばかりの子ネコには、巣箱から出ていった母ネコの後を追いかけるだけの運動能力はありません。しかし、巣箱から出されると巣箱の匂いを嗅いで巣箱に這って戻りました。巣箱には母ネコの匂いが充満しています。したがって、巣箱に這って戻ったという子ネコの行動は母ネコへの後追い行動と同じ意味をもっています。そしてこれは、子ネコがすでに母ネコの匂いを刷り込んでいることを示しています。また、巣箱から10センチほど出しただけで「にゃー」と鳴いたというのも、母ネコの匂いを刷り込んでいることを示しているはずです。

また、子ネコは生まれて早期に嗅覚で私を威嚇しました。そして、目が開くと視覚で私を威嚇しました。私を威嚇するという行動は母ネコ以外を拒否している行動です。したがって、私を威嚇したという行動も母ネコを刷り込んでいることを示しているはずです。

子ネコの私への威嚇といった強い拒否反応はすぐに消えます。しかし、しばらくの間は、私が子ネコを両手で包んで私の顔の前に持ってきても、顔をそむけて私の顔を見ません。威嚇という強い拒否反応はほとんど1回で消えますが、顔をそむけて私の顔を見ないという軽い拒否反応はしばらく続きます。

子ネコは生後3週ごろになると、巣箱から出てきて外の世界を探索し始めます。これは、巣箱の外の世界の匂いを拒否しなくなったことを示しています。そして生後5週ごろ、子ネコが遊び疲れて眠りそうになっているときに、子ネコに顔を近づけて目を見つめると、子ネコも私の目を見つめます。そのまま目を合わせていると、目を合わせたまま「とろ〜ん」と目を閉じて眠っていきます。また、私の膝に乗って来るようになり、膝の上で寝るようになります。私がベランダに行けばベランダについて来るようになります。私がお風呂に入ればお風呂場にもついて来るようになります。刷り込みによって生まれた母ネコへの信頼が私にも広がっています。

ローレンツは、母鳥を刷り込んだハイイロガンのヒナは人の後を追うように学習させることはできないと書いていました。しかし、刷り込みによって生まれた母ネコへの信頼が飼い主にも広がるのがネコの特徴です。

哺乳類では、早成種であるキリンもカバも、晩成種であるネコも刷り込みを行っていました。では、ネコと同じ哺乳類の晩成種である人間の赤ちゃんはどうなのでしょうか？ これから、人間の赤ちゃんの刷り込みを検討します。

三　赤ちゃんの刷り込み

人間の赤ちゃんには刷り込みのような現象は観察できないということで、人間の赤ちゃんの刷り込みはこれまで否定されていました。確かに、生後早期から赤ちゃんを観察しても、あたりまえのことがあたりまえに進行しているだけなので、刷り込みの働きを読みとるのは難しいです。しかし、刷り込みの働きが現れている現象が報告されていました。

1．母親への選好

私の長女が生まれたとき、1週間で病院から退院してきましたが、すぐにかみさんが乳腺炎で入院して手術をしました。それで、しばらく私が1人で赤ん坊を育てましたが、赤ん坊はオッパイを飲んで、オシッコをして、寝ているだけだと思っていました。しかし、新生児に様々な実験が行われています。

母親の匂い

生後数時間の新生児が、自分の母親の身体の匂いや母乳の匂いをほかの母親の匂いと識別して、自分の母親の匂いを選好することがわかりました。ベビーベッドにいる新生児の左右に、自分の母親の匂いとほかの母親の匂いを染み込ませた綿を置くと、新生児は自分の母親の匂いがする方を向きました。［フィリップ・ロシャ 2004：p.88］

人間の嗅覚は他の動物の嗅覚にくらべると盲目に近いそうです。金木犀の匂いは感じますが、普段はほとんど何も匂いません。これは何も見えていないのと同じです。しかし、新生児の嗅覚は動物並みに鋭いです。

母親の顔

生後48時間に満たない新生児が、自分の母親の顔と見知らぬ女性の顔を識別し、母親の顔を選好することがわかりました。それも、母親の顔と、髪の色や肌の色のような全体的な特徴を母親の顔と一致させた女性の顔でも、自分の母親の顔の方を長く見ました。［同：pp.146-147］

以前は、新生児はほとんど見えていないと考えられていました。しかしこの実験で、新生児は良く見えていることがわかりました。ロシャは「驚くべき報告」と書いています。ソニーの創立者の一人で、幼児教育にも尽力した井深大がベネズエラの国立産院での経験を書いています。

母親の声

お母さんが出産で入院するのは三日間だけ。二日目に、赤ちゃんを真ん中にして、お母さんが一方から、反対側から他の人が、その子の名前を呼ぶ。何回やっても、お母さんの方を向く。お母さんに、あなたと赤ちゃんとの絆がいかに強いかということの証拠を見せてあげる為に、行われている。〔河合隼雄他編 1983：p.284〕

生後2日目の新生児が、母親の声と他の人の声を識別して母親の声がする方を向いています。このような現象は母親への選好と呼ばれています

新生児が生後早期に母親の匂いを特定していて選好するというのは、子カバが父カバの匂いを刷り込んで父カバから離れなかったのと同じです。また、生後48時間に満たない新生児が母親の顔を特定していて選好するというのは、ハイイロガンのヒナが孵化後2~3日で頼るべき母鳥を特定するのと

同じです。

新生児が、生後2～3日で、匂いでも顔でも声でも母親を特定していて選好しています。これは、もしも新生児が歩ければ、母親の後を追うということを示しています。そして、新生児が母親を刷り込んでいることを示しています。

2. 新生児人見知り

早成種の場合は、刷り込みが行われると刷り込んだ種や刷り込んだ個体への後追い行動が生まれます。また、子キリンや子カバが母親の乳を飲まず死んでしまったように、他の種や他の個体への拒否反応が生まれます。したがって、刷り込みによって後追い行動と拒否反応がセットになって生まれることになります。

ネコや人のような晩成種の場合は、後追い行動は生まれないので、後追い行動では刷り込みを確認できません。しかし、他の種や他の個体への拒否反応が観察できれば、刷り込みが行われたことを確認できることになります。

子ネコは、生後早期に私の匂いを拒否して私を威嚇しました。そして目が開くと、私の顔を見て私を威嚇しました。しかし、子ネコが私を威嚇するという強い拒否反応はほとんど1回で消えるので、この拒否反応は生後早期にしか観察できません。それで、刷り込みによって生まれる拒否反応のことを「新生児人見知り」と名づけました。

次に、赤ちゃんの「新生児人見知り」の例を紹介します。小児科医の小西行郎から引用します。NICU（新生児集中治療室）にいた未熟児の例です。

> 未熟児の赤ちゃんは、いつもマスクをした看護師といっしょにいます。ある日、面会に来たお母さんを見て、赤ちゃんが泣き出したことがありました。そのお母さんにマスクをつけてもらったら、赤ちゃんは泣きやみました。赤ちゃんは、マスクをしている看護師をお母さんと思ったのかもしれません。こうしたことからも、人間の赤ちゃんにもインプリンティングがあることは確かです。［小西 2003：p.44］

この赤ちゃんはお母さんの顔を見て泣きましたが、お母さんがマスクをつけると泣きやみました。これは、マスクをつけた看護師の顔を刷り込んでいたことを示しています。マスクをつけた看護師の顔には口がありません。口のない顔を刷り込んでいたので口がある顔を見て泣いたのです。

小西は「人間の赤ちゃんにもインプリンティングがあることは確かです。」と、赤ちゃんの刷り込みを認めています。しかし、この赤ちゃんは母親に抱かれて問題なく退院したそうです。これは、刷り込みによって生まれたマスクをつけた看護師への信頼がマスクをつけていない母親にも広がったことを示しています。小西は、人間の刷り込みはたいした意味を持っていないので気にする必要はないと書いています。

マスクをつけた看護師を刷り込んでも、ほとんどの赤ちゃんに刷り込みの障害は生まれません。そうでなければ、ＮＩＣＵや新生児室にいたほとんどの赤ちゃんに刷り込みの障害が生まれて大変なことになっているからです。しかし、刷り込みに障害が生まれた赤ちゃんがいました。

アスペルガー症候群の夫婦が書いた『モーツァルトとクジラ』という本から引用します。

ぼくが聞いていたのは、看護師がぼくを母に渡そうとしたとき、ぼくは母を押しやった、というわが家の言い伝えだ。――（略）――抱きしめられるとガタガタふるえてしまう。――（略）――母が僕を抱こうとするといつも押しのけた。母は「触れ合い」をずっとあきらめなかったが、ぼくが二歳になると匙を投げ、抱くそぶりも見せなくなった。

皮肉なことに、ぼくは心の底では触れてほしい、抱きしめてほしい、としきりに叫んでいた。体が受けつけなかっただけだ。［ジュリー・ニューポート他 2007：p.40］

この赤ちゃんは母親を押しやりました。「新生児人見知り」です。新生児室でマスクをつけた看護師を刷り込んでいたはずです。そして、アスペルガー症候群になりました。したがって、マスクをつけた看護師を刷り込んだことで、刷り込みに障害が生まれた赤ちゃんがいたことになります。人間の刷り込みはたいした意味を持っていないとは言えません。

3. 新生児分離不安

日本でただ1人家庭出産を行っていた産婦人科医の大野明子から引用します。自宅で生まれて出産直後からお母さんに抱かれていた赤ちゃんの例です。

体重を測り、洋服を着せるだけの間の、ごくわずかな時間、お母さんからほんの少し、三〇センチほど離されただけなのに、さっきまで静かだった赤ちゃんが泣いたりします。お母さんにもう一度抱っこされると、すぐに泣きやみます。[大野 1999：p.261]

出産直後からお母さんに抱かれていた赤ちゃんがお母さんから離されると泣いています。そして、お母さんに戻されると泣き止みました。巣箱から出した3匹の子ネコのうちの2匹が「にゃー」と鳴いたのと同じです。お母さんから離されたときに泣くというこの現象を「新生児分離不安」と名づけました。

同じ例がクラウス&ケネル&クラウスの本にも載っていました。

男の子と両親が分娩室でお互いを見つめ合いながら、非常に親密で静かな時間を過ごしていた。その子は母親の腕の中に静かに横たわっていた。一人の看護師が入ってきて、やさしく告げた。「さあボビーちゃんを渡してください。体重を測りますから」母親の腕から子どもを受けとると、すぐ赤ん坊は訴えるように大声で泣き出した。その子はずっと静かな子だったので、皆はびっくりした。もう一人の看護師は、「ボビーちゃんをお母さんに返してあげたらどう？　その子は違いがわかっているようよ。体重なら後で測定したらよいから」と言った。母親の腕の中に戻った子どもは、再び静かになり、まったく満足げに落ち着いて、再び母親を眺めだした。［M・H・クラウス他2001：pp.69-70］

生まれたばかりの赤ちゃんがお母さんから離されると泣いたというのは、もしも赤ちゃんが歩ければ、お母さんの後を追うということを示しています。そして、赤ちゃんがお母さんを頼るべき対象（母親）として刷り込んでいることを示しています。

私の孫が生まれた時です。朝8時ごろ、孫が早朝6時に生まれたという電話が息子からありました。助産院で産む予定だったそうですが、難産で助産院から病院に転送されて病院で産まれたということでした。それで、お昼ごろに病院に面会に行きました。お母さん（息子の嫁）と孫は個室にいて、孫はお母さんに抱かれていました。お母さんから「どうぞ」と孫を手渡されて抱いたのですが、しばらくすると泣きだしました。あわててお母さんに返すと、すぐに泣きやみました。わたしの抱き方が悪かったのかと思ったのですが、かみさんが抱いても同じでした。しばらくすると泣きだして、お母さんに返すと泣きやみました。孫が泣いたのは私の抱き方のせいではありませんでした。ベビーベッドに寝かせたときも泣いたということでした。

大野やクラウスが書いていた赤ちゃんと同じ「新生児分離不安」です。生後6時間ほどで、お母さんを頼るべき対象として特定していました。私は助産院ではなく病院で生まれたので刷り込みのことが心配でしたが、お母さんを刷り込んでいることがわかったので安心しました。

新生児は、生後2～3日で、匂いでも顔でも声でも母親を特定していて選好していました。そして、NICUにいた未熟児が母親の顔を見て泣きましたが、母親がマスクをつけると泣きやみました。また、看護師が母親に渡そうとしたら母親を押しやった赤ちゃんがいました。さらに、生後早期に母親から離されると泣いた赤ちゃんがいました。

これらの現象は、いずれも赤ちゃんが刷り込みを行っていることを示しています。これまで、赤ちゃんは刷り込みを行っていないと考えられていましたが赤ちゃんも刷り込みを行っていました。

以上で、赤ちゃんも刷り込みを行っていることの証明を終わります。これで、「自閉症の原因は刷り込みの障害」という仮説を裏付けることができました。次の第四章では、なぜ刷り込みに障害が生まれて自閉症になるのか、刷り込みに障害が生まれる原因を検討します。

（遺伝子は子孫を残すために様々な機能と仕組みを編み出しています。魚類は多くの卵を産むので、その内の数個が成魚まで生き残れば子孫を残すことができます。それで、ほとんどの魚類は子育てをしません。サケの母親は2000~3000個ほどの卵を産んで死んでしまいます。しかし、自分が無事に生まれ育ったという実績がある場所に戻って来て卵を産むという機能が備わっています。

鳥類や哺乳類は魚類のようには多くの子どもを産むことができません。それで、母親には子どもを守り育てるという母性本能が備わっています。しかし、子どもが好きなように動きまわっていたら守りきれません。子どもにも母親のそばから離れないという機能が必要です。しかし、様々な機能を編み出した遺伝子も、頼るべき対象（母親）の特定は本能としては組み込めなかったのでしょう。それで、子どもが生まれてから頼るべき母親を特定する刷り込みという機能を編み出したのです。鳥類や哺乳類の子どもは生まれたときに母親がそばにいるので問題ありません。

遺伝子は、母親の母性本能と子どもの刷り込みという2つの機能で、母子関係を形成して子孫を残すという仕組みを編み出したのです。したがって、刷り込みという機能は鳥類でも哺乳類でも母子関係を形成する種に共通して備わっている機能だと考えることができます。）

第四章　細菌学の興隆と新生児室の普及

キリンやウマなどの哺乳類の早成種は出産直後から母子が寄り添います。イヌやネコなどの哺乳類の晩成種は出産直後から母子同床です。人もイヌやネコと同じ哺乳類の晩成種なので出産直後からの母子同床が自然の摂理です。

出産直後から母子同床であれば母親の刷り込みに障害が生まれる余地はありません。そして、自閉症になる余地もありません。団塊の世代に自閉症の子どもがほとんどいないのは、団塊の世代までの出産は家庭出産が主で、出産直後から母子同床だったからです。

一　細菌学の興隆

19世紀後半、フランスのパスツールやドイツのコッホ、日本の北里柴三郎や野口英世に代表されるように細菌学が興隆しました。細菌学が興隆すると、赤ちゃんの感染防止のためにと殺菌消毒をした保育室が考案されました。そして、新生児も殺菌消毒をした新生児室に隔離するようになりました。

小説家の森鴎外（1862-1922）は軍医でした。生ものは一切口にしなかったそうです。森鴎外のこのエピソードは、当時の知識人がいかに感染症を怖れていたかを物語っています。

1．母子同床

小林登から引用します。小林の友人であるロンドンの病院のジョリー博士の話です。

母子同床の母子の組み合わせの赤ちゃんは、泣かないということでした。十何組かの組み合せの中で、ひと組の赤ちゃんだけが泣いたそうですが、そっとのぞいてみると、赤ちゃんは厚いパジャマを着せられていて、母と子には、直接の肌のふれ合いがなかったのでした。ジョリー博士は、赤ちゃんのパジャマをぬがせて、母親と肌と肌とのふれあいができるようにしてあげたのです。すると、その赤ちゃんの泣き声はピタリと止まったそうです。〔小林 1993：p.72〕

赤ちゃんはよく泣くと思われていますが、母子同床の赤ちゃんは泣きません。泣いていた赤ちゃんがいたのですが、その赤ちゃんは厚いパジャマを着せられていました。赤ちゃんは手や肌でふれるという触覚で母親を認知します。厚いパジャマを着せられていたので、お母さんを認知できなくて泣いていたのです。母子同床で赤ちゃんが薄着であれば赤ちゃんが泣かないという、これだけでも子育てが楽になります。

2. 新生児室

小児科医の三宅廉から引用します。

アメリカに於いては一九二二年、ヘス（Hess）が初めて感染防止のため、保育室を作り、母と隔離して保育することを考案して以来、一九四六年に至るまで、専らこの方法がアメリカに於いて採用され、ヨーロッパ諸国間に拡がり、その結果期待どおり新生児の罹病率、ひいては死亡率の減少を来たしえた。日本に於いても、この方法が近代病院の特色として採用され、好成績を挙げて来た。［三宅 1971：p.102］

三宅は保育室（新生児室）の採用で「その結果期待どおり新生児の罹病率、ひいては死亡率の減少を来たしえた」と書いています。しかし、本当に新生児室の採用で新生児の死亡率が減少したのでしょうか？

おそらく、新生児室の普及と新生児死亡率の減少が統計で相関しているという研究報告があるのでしょう。しかし、統計で2つのデータが相関していたとしても、必ずしも因果関係があるとは限りません。統計を正確に読みとるにはそれなりの見識が必要です。近代医療の得意分野は薬と手術です。当然、薬や帝王切開などの手術も新生児死亡率の低下に貢献したはずです。また、栄養状態の改善なども関わっていたはずです。

現在、新生児室がない『赤ちゃんにやさしい病院』が世界で1万5000ほど普及しています。もしも、新生児室がない病院の方が新生児室がある病院よりも新生児死亡率が高いという統計があれば、『赤ちゃんにやさしい病院』がこれほど普及していないはずです。また、ロンドンのジョリー博士のような母子同床のこころみも行われなかったはずです。

したがって、新生児室の採用で新生児死亡率が減少したというのは何かの間違いのはずです。ところが、誰からも信頼されているような医師が、新生児室の採用で新生児死亡率が減少したと書いたのです。誰もが信じたはずです。

（日本では1950年ごろから医師による病院出産が普及し新生児室が普及しました。それとともに、新生児室で飲ませていた粉ミルクが普及しました。そして、各粉ミルクメーカーは我が社の粉ミルクが優れているという宣伝を大々的に行うようになりました。しかし現在は、粉ミルクの宣伝は世界的に禁止されています。粉ミルクが優れているという宣伝にさらされていると、母乳よりも粉ミルクの方が優れていると洗脳されてしまうからです。粉ミルクの缶に可愛い赤ちゃんの写真を印刷するのも禁止されています。こんなに可愛い赤ちゃんに育つという宣伝になるからです。

人間には学習能力が高いという長所がありますが、その長所が間違ったことでも学習してしまうという短所にもなります。）

3. 孤児院と感染症

サイエンスライターであるデボラ・ブラムによると、1915年の調査では、アメリカの孤児院の乳児の死亡率は100%に近いものでした。そして、乳児の死亡率の高さは感染症が原因だと考えられていました。それで、孤児院では感染症の対策が講じられていました。

デボラの本から、乳幼児を研究したルネ・スピッツが孤児院の子どもと刑務所内の保育園の子どもを4ヵ月間比較した論文の内容を引用します。

輝くばかりに清潔で、子どもたちは、吊り下げられたシーツで隔てられたベビーベッド――スピッツの言うところの「独房」――の中に寝かされていた。孤児院では一般的な方針として、子どもへの「接触禁止」が遵守されていた。手袋とマスクをした係員がせわしなく動きまわり、食事の世話をし、薬を配る。とはいえ、子どもたちに見えるのはいつでも天井だけだった。感染症に対する「非の打ちどころがない」防衛態勢にも関わらず、子どもたちはひっきりなしに病気にかかった。スピッツが来訪したとき、孤児院には八八人の子どもがいて、全員が三歳未満だった。彼が去るまでに、二三人がひどい感染症で死亡した。

対照的に、刑務所の保育園は、ごたごたした騒々しい遊び場であり、大きな部屋にはおもちゃが散乱し、子どもたちはしょっちゅうぶつかっては転んでいた。そこでは、母親が自分の子どものそばについていて、一緒に遊ぶことが許されていた。―(略)―

スピッツの研究期間中、そこでは子どもがひとりも死ななかったのである。［ブラム2014：p.75］

孤児院では感染症対策の基本である「接触禁止」が守られていました。それにも関わらず、スピッツがいた孤児院では4ヵ月で88人中23人が感染症で死亡しました。それに対して、刑務所の保育園では4ヵ月で1人も死亡しませんでした。

保育園で子どもが死亡しないのはあたりまえです。保育園で子どもが多数死亡していたら、誰もそんな保育園には子どもを預けません。それにしてもなぜ、感染症の対策をしていた孤児院では4ヵ月で23人も死亡していたのでしょうか？

4．小児科医と心理学者

デボラの本から当時の小児科医と心理学者の主張を紹介します。

小児科医

当時の小児科医の第一人者はコロンビア大学のルーサー・ホルトでした。彼の『子どものケアと食事』という本は1894～1935年で15版も版を重ねていたそうです。

それ以前のアメリカでは、両親はたいてい小さな子どもと同じ部屋や、同じベッドで寝ていたのだが、ホルトは陣頭に立って、子どもを別室で寝かせる改革運動を推し進めた。赤ちゃんを親の寝室で寝かせてはなりません。――（略）――

愛情あふれる身体的接触もご法度ということだった。ホルトは問いかけた。子どもにキスするほど悪いことがあるでしょうか？［ブラム 2014：pp.53-54］

赤ちゃんは親とは別室で寝かせるべきで、愛情あふれる身体的接触もご法度で、キスするほど悪いことがあるかというのが当時の小児科医の第一人者の主張でした。親をバイ菌の固まりのようにみなしていました。

心理学者

当時の心理学の第一人者はジョンズ・ホプキンス大学のジョン・ワトソンでした。彼は、行動主義心理学の創始者で、アメリカ心理学会の会長でした。行動主義心理学は、目に見えない心ではなく目に見える行動で解釈をするという心理学です。彼の『子どもと乳幼児の心のケア』という本は１９２８年のベストセラーだそうです。

母親が可愛がることほど、子どもにとって悪いことはない。可愛がるとはすなわち、あやし、抱きしめ、甘やかすことである。それは子どもを軟弱にするレシピであり、強い性格を阻害する戦術だ。溺愛する両親、特に女親は、子どもを「軟弱で、引っ込み思案で、怖がりで、警戒心の強い、劣った者」にする。ワトソンはまるまる一章を割いて「過剰な母性愛の危険性」について書き記し、あからさまな愛情は必ず子どもを「軟弱」にすると警告した。子どもを抱きしめる親は、結局のところ、泣き虫で無責任な依存心の強い人間のクズを作ることになるのだ。〔同：pp.58-59〕

ワトソンは子どもを可愛がって抱いてあやすと泣き虫で無責任な依存心の強い人間のクズを作ると主張しました。あまりにも単純で幼稚な心理学でした。しかし、行動主義心理学はそれまでの軽薄な心理学を科学に基づいた自然科学の一分野にしたともてはやされたそうです。また、病気予防のための「接触禁止」というポリシーとも辻褄が合っていたので、医学界でも英雄になったそうです。

（当時の心理学は、子どもの母親への感情を依存という言葉を使って解釈していました。依存という言葉には否定的な意味が含まれています。それで、子どもを可愛がると依存心が育つので、子どもを可愛がるのは良くないという解釈が生まれたのです。その後、愛着という言葉が使われるようになりました。そして、子どもを可愛がると安定した愛着が育つので、子どもを可愛がるのは良いことだと考えられるようになりました。しかし、私は子どもの母親への感情を信頼という言葉を使って解釈しています。母親を信じて頼っているので母親への愛着が生まれます）

当時の最先端の育児法は、赤ちゃんは子ども部屋で寝かす、赤ちゃんが泣いても抱かない、赤ちゃんが泣いても授乳しないで時間を決めて授乳するというものでした。

デボラは「現在では、なぜこのような軍隊みたいな育児法に従う人がいたのかと不思議に思うし、また間違いなく（というか、そう願わずにはいられないのだが）、当時も多くの親は耳を貸さなかったことだろう。」［同：p.62］と書いています。しかし、耳を貸した親がいました。

（日本でも、抱き癖がつくからあまり抱くなという『スポック博士の育児書』がもてはやされて、厚生省の母子手帳に採用されていた時期がありました）

二　消耗症と自閉症

1．消耗症

１９４３年に児童心理学者のマーガレット・リッブルの『乳児の精神衛生』という本がアメリカで出版されています。この本から引用します。

数年前までは、子どもの病気のなかでは消耗症（marasmus）という名で知られていた病気が、一番厄介な問題のひとつでした。―（略）―

この病気は特に生後一年未満の乳児をおそうことが多く、だいたい三十年前には、この年齢の乳児の死因の半分以上を占めていました。この悲劇的な禍いとたたかうために、医療機関、社会福祉機関の双方が育児についての特別な研究にとりかかった結果、次のような驚くべき事実が発見されたのでした。それは、最もよい家庭や病院で、最も注意深く身体的に保護を受けた乳児が、しばしば、この徐々に死んでゆく状態に陥ってゆくのに反して、最も貧しい家庭の乳児でも、母親がよければ、その貧乏と、非衛生的な環境というハンディキャップにうちかって、元気のよい子どもになっていくということです。つまり前者のような階級の子どもたちの（殺菌消毒のゆきとどいた）生活には欠けていて、どうでもよいような環境のなかで元気になった子どもたちには惜しみなく与えられている要素というものが、実に〝母親の愛情〟であるということがわかったのです。［リッブル 1975：pp.10-11］

最もよい家庭や病院で殺菌消毒がゆきとどいていた乳児が消耗症で亡くなっていました。それに反して、最も貧しい家庭の乳児でも元気に育っていました。

リッブルは、欠けていたのは「母親の愛情」であると書いています。しかし、母親の愛情が欠けていたというよりは、ほとんど抱かれることなく寝かされていたのが原因でした。消耗症になって身体機能が低下した赤ちゃんは、その当時の最高の医療でも治療できませんでしたが、赤ちゃんを抱くようにしたら治ったのです。

孤児院で100%近い乳児が1歳前に亡くなっていたのも消耗症が原因でした。感染症対策の「接触禁止」という方針によって、ほとんど抱かれることなく寝かされていたからです。

デボラの本から引用します。デューク大学のシャンバーグの研究です。

「生まれて最初の数週間か数ヵ月、哺乳類は母親の世話がなければ生き残れない。そのため、母親との接触が長時間途切れると（たとえば、ラットでは四五分以上途切れると）、それが引き金となって、赤ん坊の代謝が遅くなる」と彼は書いた。母親不在のとき、赤ちゃんラットは少しのエネルギーしか使わなくなる。つまり、燃料をあまり消費しなくなる。そうすれば、赤ちゃんは母親ともっと長く離れても生き延びることができるわけだ。母親があまりに長く不在にしないかぎり、それで問題はない。［ブラム 2014：p.369］

母親が不在のときに身体機能を低下させてエネルギーの消費を抑えるのは、ラットの赤ちゃんも人間の赤ちゃんも、哺乳類の赤ちゃんが母親の不在を生き延びるための戦略だったのです。

小林登はサーモグラフィーで生後2～3ヵ月の赤ちゃんの心を見ることを思いつきました（サーモグラフィーは赤外線の放出量で表面温度を色調に変えて見ることができる装置です）。お母さんと一緒にいるときの赤ちゃんの顔の温度は額の部分が一番高く約37度でした。額の温度が高いのは額のすぐ下に脳があるからです。お母さんにそっと部屋から出てもらうと、赤ちゃんの額の温度が1度ほど下がりました。これは、額の下にある脳の血流が低下したことを示しています。［小林 1993：pp.109-110］

小林登のサーモグラフィーを使った実験でも、生後2～3ヵ月の赤ちゃんは母親がいなくなると脳の血流が低下しています。これは、エネルギーの消費を抑えて母親の不在を生き延びるための戦略です。母親が長く不在にしないかぎりこの戦略は有効です。しかし母親の不在が長期に及ぶと、赤ちゃんは身体機能が低下したまま消耗症で亡くなっていたのです。

2．消耗症と自閉症は親の階層が同じ

マーガレット・リッブルの本がアメリカで出版されたのは1943年です。カナーが自閉症の論文を発表した年も1943年です。

最もよい家庭の赤ちゃんが消耗症で亡くなっていました。自閉症の子どもも親が高学歴の富裕層でした。消耗症で亡くなっていた赤ちゃんと自閉症になった子どもは親の階層が同じです。

カナーから引用します。

心理学を専攻して卒業したその母親は、子どもは「科学的に」育てられるべきであって、スケジュール以外には泣いても抱きあげてはならないと決心した。さらに、人間との接触を最小限に

することによって、「子どもたちを伝染病からまもる」、ために努力がなされたのである。〔カナー1978：p.110〕

当時はまだ刷り込みという機能は知られていませんでした。カナーは自閉症の原因を取り違えたのです。スケジュール以外には泣いても抱かないし授乳もしない、人間との接触を最小限にすることによって子どもたちを伝染病からまもるという、心理学者と小児科医の理論が自閉症の原因だったのです。

高学歴の富裕層の赤ちゃんは、病院で生まれて殺菌消毒された新生児室に入れられ、スケジュール以外には泣いても授乳されず寝かされていたことで、母親の刷り込みに障害が生まれて自閉症になったのです。あるいは、自閉症にならなくても、自宅に戻ってからもほとんど抱かれることなく子ども部屋で寝かされていたことで、身体機能が低下して消耗症で亡くなっていたのです。しかも、子どもが亡くなっていたのは感染症が原因だと解釈されていました。親はますます我が子を抱かないようにしたはずです。

高学歴の富裕層の親は心理学者と小児科医の理論に従ったにすぎません。たしかにそれは、知的で冷静な性格が原因でした。しかし、我が子が健全に育つことを願ったからにほかなりません。

心理学者と小児科医の理論に従ったのは知的だったからです。病院で子どもを産んだのは富裕層だったからです。それで、初期の自閉症の子どもの親は知的な富裕層に限られていたのです。

三　新生児室の普及

消耗症の原因が判明したことで、感染症を予防するためという乳幼児の隔離は行われなくなりました。しかし、感染症を予防するためという新生児を隔離する新生児室は残りました。そして、病院出産の普及とともに新生児室は全階層に普及し、世界中に普及し、日本にも普及しました。そして、日本よりも30年ほど遅れて中国の都市部にも普及しました。それが、日本や中国で自閉症の子どもが最初に報告された年が遅れた理由です。

また、オーストリアのハンス・アスペルガーの方がアメリカのカナーよりも自閉症の研究が約30年早かったのは何故なのかという疑問がありました。この疑問は、A・ニスベットが書いた『コンラート・ローレンツ』というローレンツの自伝を読んで解けました。

ローレンツは1903年にオーストリアのウィーンで生まれています。ローレンツの父親は、アメリカの大富豪の娘の治療をするためにアメリカまで呼ばれたというほどの高名な医師でした。ウィーンは音楽で有名ですが、当時は医学でも世界のトップレベルでした。ローレンツの母親は41歳と高齢であったため、父親は子どもの障害を心配しました。そして、「自然のなりゆきにまかせ、生まれた子には然るべき手当はするが、未熟児であった時には保育器は用いないように決心をした。」と書い

てありました。［ニスベット1977：p.25］
１９０３年には、すでにウィーンで保育器が使われていました。そして、「未熟児であった時には保育器は用いない」と書いてあるように、保育器は正期で生まれた赤ちゃんにも使われていました。新生児室はありませんでしたが保育器があったことで、オーストリアで自閉症の発症が早かったのです。ハンス・アスペルガーは、「自閉的な人間は非常に多く都市にいて」［アスペルガー1977：p.320］と書いています。都市（ウィーン）の病院に保育器が備えられていたのです。そして、知的な富裕層の親が病院で子どもを産んで、保育器に子どもを入れていたのです。これで、第一章で示した自閉症の5つの謎にすべて答えが出ました。

1．なぜ、国によって自閉症の子どもが報告された年に大きな差があるのか？
国によって保育器や新生児室が採用された年に差があったからです。

2．なぜ、カナーやアスペルガーの当時、自閉症の子どもが知的な富裕層に偏っていたのか？
最初に知的な富裕層の親が子どもを病院で産んで、保育器や新生児室に子どもが入れられていたからです。

3．なぜ、その後、自閉症が全階層に広がったのか？
病院出産が普及して、全階層の赤ちゃんが新生児室に入れられるようになったからです。

4．なぜ、日本の団塊の世代に自閉症の子どもがほとんどいないのか？

団塊の世代の子どもは、ほとんどが自宅出産で母子同床だったからです。

5. なぜ、その後、自閉症の子どもが増加したのか?

日本でも病院出産が普及して新生児室が普及したからです。

以上、保育器や新生児室が自閉症の原因であることを示しました。ただし、新生児室に入れられても、赤ちゃんには授乳が必要なので、ローレンツがハイイロガンのヒナに行ったような完全な隔離ではありません。それで、ほとんどの赤ちゃんは自閉症になりません。ごく一部の赤ちゃんが自閉症になりました。ほとんどの赤ちゃんが自閉症にならなかったので、新生児室が自閉症の原因であることがわからなかったのです。

1. 母子同床と新生児室

現在、人の体表には約千種類の菌が住んでいることがわかっています。人の体表には砂漠のような乾燥地帯もあれば熱帯雨林のような高温多湿地帯もあります。そして、それぞれの環境にそれぞれ適応した菌が繁殖しています。こういった人の体表に住んでいる菌は常在細菌と呼ばれています。

人の体表は無菌状態が理想ではありません。無菌状態は無防備なので危険です。常在細菌と呼ばれている菌が繁殖している方が無菌状態よりも安全です。そして、母親の体表に住んでいる常在細菌を新生児に早期に移住させることが、有害な菌の感染防止に効果があることがわかりました。

キスをするほど悪いことがあるかと書かれていた母親はバイ菌の固まりではありませんでした。母親にはバイ菌の繁殖を抑える常在細菌が繁殖していたのです。また、初乳には免疫成分が豊富に含まれていることがわかりました。こうして、殺菌消毒をした新生児室に隔離するよりも、人類が長い間おこなってきた母子同床で出産後早期に授乳をする方が安全だということがわかったのです。赤ちゃんを殺菌消毒した新生児室に隔離する科学的根拠はなくなりました。

しかし、現在もほとんどの病院が「出産後のお母さんが休息できるように」と、生まれたばかりの赤ちゃんを新生児室に隔離しています。新生児室で赤ちゃんを預かることがお母さんへのサービスになっています。そして、お母さんは病院に預けていれば安心だと赤ちゃんを病院に預けています。しかし、「出産後のお母さんが休息できるように」という発想には疑問があります。

2. 母ネコと子育てホルモン

我が家に、母ネコと半年前に生まれたお兄ちゃんネコがいたことがありました。母ネコはすでに子離れをしていました。お兄ちゃんネコにお乳を与えなくなっていて、お兄ちゃんネコが近づくだけでも怒るようになっていました。

ところがある日突然、母ネコがお兄ちゃんネコを赤ちゃんネコのようになめるようになりました。そして、お兄ちゃんネコの後を心配そうについて回って「そんなに遠くに行ってはダメよ！」というように、くわえて連れ戻そうとするようになりました。そして次の日、母ネコは子ネコを産みました。

子ネコを産む前に子育てホルモンが分泌されていて育児行動が生まれていたのです。

母ネコは子ネコを産むと子ネコをなめて濡れた身体を乾かします。そして、出てきた胎盤を食べて出産の後片付けをして、子ネコのそばで横になります。すると、子ネコは自分で這っていって母ネコの乳首を探しあててお乳を飲みます。そして、子ネコは眠ります。しばらく横になっていた母ネコは起きて2匹目の子ネコを産みます。こうして、同じことを繰り返して出産を終えます。

生後1週間ほどは、母ネコは食事とトイレ以外は子ネコを産んだ巣箱から出てきません。ずっと子ネコと一緒にいます。そして、生後2週ぐらいまでは、子ネコが巣箱の外にいるのに気がつくと、すぐにくわえて巣箱に連れ戻します。私が子ネコを巣箱から出して手にとって見ていても、すぐにくわえて巣箱に連れ戻します。それで、母ネコがいる時は子ネコを手にとって見ることができません。

生後3週ごろになると、少し歩けるようになった子ネコが巣箱から出てきて巣箱の近くの探索を始めます。この頃になると、母ネコは子ネコが巣箱の外にいても連れ戻さなくなります。そしてしばらくすると、巣箱の外で授乳をするようになり巣箱から離れます（自然界ではノミやダニが繁殖するので一か所に長く留まれないからだと推測します）。

生後5週ごろになると、子ネコはさかんに遊ぶようになりエサを食べるようになります。母ネコは子ネコがエサを食べているのを見守ります。子ネコを押しのけて自分が先に食べるようなことはしません。そして、子ネコを置いて狩りに出かけるようになり、ネズミ（小さな野ネズミ）やトカゲなどを捕ってきて子ネコの前に置きます。ネズミといえばネコの宝物ですが子ネコにあげます。それも、少し動けるネズミをあげて、子ネコが自分で追いかけて捕まえて食べるようにします。子ネコに狩りの練習をさせます。

母ネコとして子ネコの成長の段階にあわせた適切な育児行動が生まれています。しかし、お兄ちゃんネコを赤ちゃんネコみたいに世話をしたように、母ネコは頭で考えて子ネコを育てているのではありません。子ネコの成長の段階に合わせた適切な育児行動が生まれるように子育てホルモンが分泌されています。その子育てホルモンによって母ネコの育児行動が制御されています。

3. 人間のお母さんと子育てホルモン

人間のお母さんにも赤ちゃんを育てるのに必要な哺乳類としての適切な育児行動が生まれる子育てホルモンが分泌されているはずです。出産後の哺乳類の母親が生まれたばかりの子どもから離れて休息をしていたらその種は絶滅していたでしょう。

未熟児のカンガルー抱っこを日本に初めて導入した聖マリアンナ医科大学の堀内勁から引用します。

出産の際には、母体をその生理的な大変さに耐えさせるために大量のアドレナリンが分泌されます。アドレナリンが分泌されると心身が興奮状態になりますから、出産で疲れてはいてもお母さんは特有な高揚状態にあり、六時間ほどは眠れません。一方の赤ちゃんも、誕生後二時間ぐら

いははっきりと目覚めています。［堀内 1999：p.185］

お母さんは大量のアドレナリンによって高揚状態になっていて出産後6時間ほどは眠れません。そして、赤ちゃんも誕生後2時間ぐらいははっきりと目覚めています。これは新生児覚醒状態と呼ばれています。

フランスのミシェル・オダンによれば、出産後のお母さんには脳内麻薬物資と呼ばれているエンドルフィンというホルモンも大量に分泌されているそうです。［オダン 1991：p.36］

陣痛の痛みでエンドルフィンが分泌されます。陣痛を繰り返すことで繰り返しエンドルフィンが分泌されます。それで陣痛の痛みを繰り返しても、その都度エンドルフィンが分泌されるので、陣痛の痛みの繰り返しに耐えることができるのでしょう。そうやって、赤ちゃんが生まれたときには、お母さんにはエンドルフィンが大量に分泌されていることになります。赤ちゃんにも産道を通り抜けてきたダメージから守るためにエンドルフィンが分泌されています。

また、エンドルフィンにはグルーミングという、撫でたり世話をしたりという行動を引き出す作用もあるそうです。［同：p.36］

赤ちゃんが生まれると、お母さんは繰り返し分泌された大量のエンドルフィンによって多幸感に包まれて赤ちゃんを迎えます。そして、赤ちゃんを撫でたり世話をしたりといった最初の育児行動が生まれます。そしてこの時、赤ちゃんは目覚めています。新生児覚醒状態のときが刷り込みの絶好の機会です。新生児覚醒状態のときに母子同床であれば、刷り込みに障害が生まれる余地はありません。そして、自閉症になる余地もありません。

（オダンは第二次世界大戦に外科医として従軍しています。戦場では麻酔なしで手術をしたことがあるそうですが、大怪我をした兵士はあまり痛みを訴えなかったそうです。その彼が小さな町の公立病院の外科医長として赴任し産科もまかされましたが、産科の知識は乏しかったので現場でお産を学びました。「産科医の訓練を受けていなかったことが、かえって私に経験から学ぼうという姿勢を持たせてくれたのかもしれません。」〔同：p.23〕と書いています。）

四　現在の産婦人科病院

産婦人科病院のホームページにはホテルのような豪華な食事やエステがうたわれています。お母さんには魅力的な病院になっています。お母さんがお客さんだからです。しかし、赤ちゃんは出産直後からお母さんから分離されて新生児室に隔離されています。お母さんが豪華な食事やエステをしているあいだも新生児室に隔離されています。ある病院のホームページには、その病院で出産をしたお母さんからの「母子別室でゆっくりできて良かった」という投稿が載っていました。

大野明子から引用します。

お産後の一週間は、赤ちゃんとお母さんのリズムができる、とても重要な時間です。この期間、赤ちゃんとお母さんが、夜も昼もかたときも離れることなく、べったりくっついてすごすことは、おっぱいを始め、その母子のペアの相互関係や子育てがスムーズにスタートするために必要です。

［大野 1999：p.263］

母子同床で24時間育児を病院で経験してから退院すれば、赤ちゃんのこともよくわかるようになっているので、家に帰ってからの子育てが楽になります。また、母子同床で赤ちゃんが薄着でお母さんにふれることができれば、赤ちゃんはほとんど泣きません。お母さんが赤ちゃんの扱いに慣れて、赤ちゃんがほとんど泣かなければ、自宅に戻ってからの子育てが楽になります。産後鬱も赤ちゃんの虐待も減るはずです。

逆に、病院で楽をすると自宅に戻ってからの子育てが大変になります。そうすると、母子別室の病院が良かったということになります。「母子別室でゆっくりできて良かった」という投稿は、自宅での子育てが大変になっていることを物語っています。

帝王切開でも母子同床が可能なはずです。横になって寝たままでお乳をあげる添い乳という方法もあります。ネコのお母さんのように赤ちゃんの横で寝ていればいいのです。

病院出産が普及する前の日本には「床上げ」という風習がありました。出産をしたお母さんは、3週間ほどは家事や仕事が免除されて、赤ちゃんと一緒に布団で過ごしていました。その期間が過ぎると、布団を片付けて、赤ちゃんを育てながら家事や仕事を再開しました。「床上げ」という風習はお母さんにも赤ちゃんにもやさしい理にかなった風習でした。

1. 赤ちゃんにやさしい病院

出産直後から母子同床という哺乳類としての自然の摂理にかなった『赤ちゃんにやさしい病院』や助産院もわずかながら存在します。残念ながら現在の日本では、このような病院は人気がなくて少数です。世界には『赤ちゃんにやさしい病院』が1万5000も普及していますが、日本には100もありません。

国立岡山病院は、1991年にユニセフから『赤ちゃんにやさしい病院』の世界の第一号として認定されました。院長だった山内逸郎は、「現在、世界中の病院・医院などのしていることは、赤ん坊にとって『やさしい』どころか『厳しすぎる』ことが多くて、あまりにも『ひどすぎる』ことで満ち満ちている。」［山内 1992：p.219］と書いています。山内の母乳のための3・5カ条を紹介します。

1　生まれて30分以内に初回授乳をすること
2　生まれて24時間以内に少なくとも7回、できれば8～12回以上授乳をすること
3　出産直後から母子同室・同床にすること
3・5　陣痛が起きたら乳管を開通させておくこと（初乳が乾いてつまっていることがある）

新生児覚醒状態のあいだに初回の授乳をすれば、お母さんのお乳を飲んでいるときに、赤ちゃんはお母さんの匂いを刷り込むはずです。赤ちゃんがお母さんの顔を見ればお母さんの顔を刷り込むはずです。お母さんが声をかければお母さんの声を刷り込むはずです。そして、自閉症にはなりません。これが、人類がずっと行ってきた自然の姿です。

2. 病院への信頼

新生児とお母さんとの関係を重視して母子同床にしている病院もあります。新生児の身体的な安全を重視して新生児室に長時間入れている病院もあります。母乳を重視する病院もあれば、母乳にこだわらない病院もあります。様々なタイプの病院がありますが、どの病院であっても病院のすることは間違いないと誰もが病院を信じています。私も自閉症の研究をするまでは病院を信じていました。

しかし、大野明子の本のタイトルは『分娩台よ、さようなら』です。分娩台の上で仰向けになって出産をするという現代の常識でさえも間違いだというのです。

重要なことは、仰臥位は非生理的で、分娩にとって不利な体位だということです。仰向けでの分娩は、重力に逆らい、天井に向かって子どもを産み上げるお産です。仰向けで排便や排尿をするのと同様に、相当無理な努力を要します。固い台に仰向けにお尻をつけた姿勢だと、仙骨も圧迫され、骨盤の部分も狭くなります。

仰向けは赤ちゃんにとっても不利です。子宮の後ろを走る大静脈と大動脈は、子宮によって圧迫されて、母体の血液循環も減少し、赤ちゃんに供給される酸素が減ります。［大野 1999：p.237］

お産の体位を自由に選べる環境だと、仰向けで出産をするお母さんは1人もいないそうです。仰向けでの出産は、出産が長引き、難産の原因になり、会陰裂傷もできやすくなります。さらに、赤ちゃんに供給される酸素も減少し出産時の異常の原因になります。それにもかかわらず、分娩台の上で仰向けになって赤ちゃんを生むのが常識になっているというのが現在の産科医療です。

3. 自然出産と健康保険制度

自然出産を行っていた産科医の吉村正から引用します。

帝王切開をすれば、それだけお金が入ります。陣痛誘発剤や促進剤を使えば、それだけ収入が増えます。医者が手を出せば出すほど、お金がもうかる仕組みになっています。―（略）―うちではそうした医学的な介入をできるかぎり排除してきました。その結果、私のところには薬やミルクや医療機器の会社の人間が誰ひとり来なくなりました。［吉村 2008：p.19］

吉村は親の産科病院の後を継いで若いころはポルシェに乗って得意になっていたそうです。しかし、自然なお産を目指したら儲からなくなりました。現在の出産は医療介入をすればするほど病院が儲かる仕組みになっています。

さらに吉村は、「お産はいきむもの。みんながそう思っています。私もそう思っていました。でも、まったく自然に、意識せずに産むといきまない。これは衝撃的な発見でした。」〔同：p.30〕と書いています。

分娩台を使わないで、まったく自然に意識せずに産むと、いきまなくても赤ちゃんが産まれるというのです。分娩台の上で仰向けになっているという不自然な姿勢で赤ちゃんを産むので、いきまなくては赤ちゃんが産まれないのです。そのあげく、出産後の休息が必要だと、お母さんはひとりで寝かされます。そして、赤ちゃんは新生児室に入れられてしまいます。

以上、生まれたばかりの赤ちゃんを新生児室に隔離したことが、子どもが自閉症になる原因であることを示しました。

第五章　自閉症予防の5カ条

最近、日本では自閉症スペクトラムの子どもが急増しています。２００４年には名古屋で約２％が自閉症スペクトラムという統計が出ました。私はその多さに驚きました。ところが、２０１２年には横浜で約４％が自閉症スペクトラムという統計が出ました。アメリカでも約２％という統計が出ていますが、４％というのは世界でも突出した高い数値です。それだけ日本の病院の出産環境が刷り込みに適していないということを示しています。しかも、わずか8年で2倍になっています。

日本では１９５０年は自宅出産が約95％でした。１９６０年には自宅出産と病院出産が約半数になりました。１９７０年には病院出産が約96％になりました。そして、１９７５年には病院出産が99％以上になりました。

それ以来現在まで、日本における新生児室の比率はほとんど変わっていません。したがって、最近の自閉症スペクトラムの増加は新生児室の普及だけでは説明ができません。新生児室以外にも刷り込みに障害をもたらす他のなんらかの要因が関わっているはずです。

しかし、私の知識では刷り込みに障害をもたらす要因を特定できませんでした。どのような要因が関わっているのか確かなことはわからないのですが、考えついた問題を列挙しました。

一　誤刷り込み

キリンの子が人を刷り込んで母キリンの乳を飲みませんでした。カバの子が父カバの匂いを刷り込んで母カバの乳を飲みませんでした。このような本来の刷り込みとは異なる刷り込みを「誤刷り込み」と名づけました。

刷り込みに障害が生まれる原因のひとつとして、お母さんを刷り込む前に他の対象を刷り込んでしまったという誤刷り込みの問題があります。

1．視覚の誤刷り込み

新生児室はすぐに廃止しなければなりませんが、ＮＩＣＵは廃止できません。第三章で小西［2003］から引用したように、マスクをつけた看護師を刷り込んでいた未熟児が面会にきたお母さんの顔を見て泣いてしまいました。

ＮＩＣＵにいるほとんどの赤ちゃんに、マスクをつけた看護師を刷り込むという誤刷り込みの問題が生まれます。また、新生児室で看護師がマスクをつけていたら、看護師を刷り込んだ赤ちゃんにも誤刷り込みの問題が生まれます。しかし、ほとんどの赤ちゃんに刷り込みの障害は生まれません。マスクをつけた看護師への信頼がマスクをつけていない母親に広がることで、誤刷り込みの問題が解消していることになります。

しかし、『モーツァルトとクジラ』という本に書いてあった赤ちゃんは、母親を押しやってアスペルガー症候群になりました。この赤ちゃんもマスクをつけた看護師を刷り込んでいたはずです。したがって、マスクをつけた看護師を刷り込んだことで、刷り込みに障害が生まれた赤ちゃんがいたことになります。

NICUをネットで検索すると、看護師がマスクをつけているNICUが多いですが、マスクをつけていないNICUもありました。NICUでのマスクの着用は必ずしも必要ではないようです。そうであれば、自閉症を予防するために、NICUの看護師を始めとして新生児に接する医師や助産師や看護師はマスクをつけないという配慮が必要です。マスクをつけていない「人という種」の顔を刷り込めば、お母さんでなくても誰を刷り込んでも刷り込みの障害は生まれません。

2. 嗅覚の誤刷り込み

哺乳類の赤ちゃんには、出産後、母親の乳首の匂いに引かれるという本能が備わっています。人間の赤ちゃんも、出産後お母さんのお腹の上に乗せていると、自分でお母さんの乳首まで這っていって乳首に吸いつくことが知られています。しかし、キリンの子もカバの子も誤刷り込みが原因で母親の乳を飲まないで死んでしまいました。母親の乳首の匂いに引かれるという哺乳類の赤ちゃんの本能よりも刷り込みの機能の方が強力です。

新生児室やNICUで、哺乳瓶で授乳された赤ちゃんは哺乳瓶の乳首の匂いを刷り込む可能性があります。母乳育児を推進している病院では、授乳に問題が生まれることがあるので、哺乳瓶では授乳しないでスプーンを使っています。

杉濡子から引用します。(引用に出てくる学君は二人目の子どもでした。難産でお昼過ぎに産まれ、お母さんは出産後自分のベッドで眠りました。そのあと看護師が学君を新生児室から連れてきましたが、学君は眠っていました。)

> 乳首を含ませようとするが、どうしても飲みたがらず、眠り続ける。二度目だから私の母乳は溢れるほど出るが、学のくちびるに乳首をタイミングよく触れさせても、いっこうに口を開いてくれない。看護婦が「二日間は、お母さんの出産後の静養のため、定められた時間だけ赤ちゃんをお連れします。眠っていて飲まなくても、新生児室で飲ませてますから安心して下さい。それからお母さんはお乳がたくさん出るようですから、この哺乳瓶にしぼって入れておいて下さればそれを飲ませてあげます」と言って、学を抱いて出て行った。[杉 1977 : pp.42-43]

学君は眠っていて目を開けていないので、お母さんの顔を「新生児人見知り」しているのではありません。嗅覚でお母さんの乳首の匂いを「新生児人見知り」しているはずです。

学君がお母さんの乳首を拒否していても、看護師は新生児室で粉ミルクを飲ませているので問題ないと考えています。誤刷り込みの問題が生まれていることに誰も気がついていません。学君は生後3日目にお母さんの隣の赤ちゃん用のベッドにきました。そして生後4日目です。

昨日、一日中飲ませる努力をしたので、今日は大成功。昨日より飲み方が上手になったようで、三時間おきでも大丈夫になった。［同：p.48］

学君は生後4日目にやっとお母さんの乳首から飲むようになりました。匂いによる「新生児人見知り」が解消したのです。しかし、学君は自閉症になりました。

新生児室やNICUで、哺乳瓶で授乳されていてもほとんどの赤ちゃんに刷り込みの障害は生まれません。しかし、刷り込みの障害が生まれて自閉症になった赤ちゃんがいました。

二　刷り込みの臨界期と学習

刷り込みには、刷り込みをしやすい感受期と、刷り込みができなくなる臨界期があります。第三章で紹介したように、ティンバーゲンによると、ガンのヒナの場合は完全な刷り込みができるのは孵化後18時間までです。18時間を過ぎると完全な刷り込みはできなくなり、36時間を過ぎると刷り込みができなくなります。

孵化後36時間を過ぎると刷り込みができなくなるという臨界期については、恐怖が生まれてきて親鳥でさえも怖れて逃げるようになるからだという解釈があります［W・スラッキン 1977：p.105］。しかし、人間の赤ちゃんに恐怖が生まるのは生後6～9ヵ月ごろです。したがって、恐怖が生まれてくるから刷り込みができなくなるという解釈は人間の赤ちゃんにはあてはまりません。

刷り込みが完全ではなくなるという例がありました。元上野動物園長の増井光子から引用します。

まだ卵がヒビ入らないうちに孵卵器に移してかえした場合と、親元にいて、嘴打ちが始まってから、孵卵器に移した場合で、ヒナの人間に対する馴れ方が違うのです。嘴打ちとは、孵化するときに中のヒナが卵をつついて、ヒビ入らせる行動を言います。嘴打ちが始まってから孵卵器に移し、そこでかえったヒナは、人に対してどこかよそよそしいところを残しています。──（略）──

ツルのヒナたちは、孵化する前に本当の親の声を刷り込まれていると言えましょう。[増井1978：pp.48-49]

増井は、「ツルのヒナたちは、孵化する前に本当の親の声を刷り込まれている」と書いています。(かつて、刷り込みという言葉は「母親を刷り込まれたヒナ」というように受動態で使用されていました。しかしこの本では、「母親を刷り込んだヒナ」というように能動態で使用しています。)

このヒナはどこかよそよそしいところを残していても人を刷り込んでいます。したがって増井の解釈だと、このヒナは、声は親鳥の声を刷り込み、顔は人の顔を刷り込んでいることになります。しかし、刷り込みが2つの種に分かれていたら、ツルの声を聞いたらツルを追いかけて、人を見たら人を追いかけることになってしまいます。これではヒナは生きていけません。

人を刷り込んだ子キリンが母キリンの乳を飲まず死んでしまったように、いったんある種への刷り込みが生まれると、他の種には「新生児人見知り」が生まれて拒否反応が生まれます。したがって、ツルのヒナが親鳥の声を刷り込んでいたら、親鳥の声を出さない人には「新生児人見知り」が生まれるので、人を刷り込むことはないはずです。しかし、このヒナは人を刷り込んでいるので、親鳥の声を刷り込んでいるとは考えにくいです。

また、音を聞いただけでその音を刷り込むというのは考えにくいです。なぜなら、音を聞いただけで刷り込みが生まれるのであれば、遠くから聞こえてくる他の鳥の鳴き声でもカエルの鳴き声でも刷り込んでしまうからです。それでは、ほとんどのヒナに刷り込みの障害が生まれてしまいます。したがって、ツルのヒナは親鳥の声を刷り込んでいたのではなく、親鳥の声を聞いて学習していたと解釈します。

新生児は、生後2〜3日で、匂いでも顔でも声でも自分の母親を他の母親と識別できるようになるぐらい学習能力が高いです。赤ちゃんは、スポンジが水を吸い取るように、経験したことを猛烈な勢いで学習しています。したがって、お母さんの刷り込みが遅れると学習が先行します。そして、学習がある程度積み重なると、お母さんの刷り込みが完全ではなくなると解釈します。そして、学習がさらに積み重なると、お母さんに抱かれても、お母さんのおっぱいを飲んでも、お母さんの顔を見ても、お母さんを刷り込めなくなるという刷り込みの臨界期が生まれると解釈します。

したがって、ティンバーゲンが指摘していた「孵化後18時間を過ぎると刷り込みが完全ではなくなり、36時間を過ぎると刷り込みができなくなる」という現象も、時間の経過というよりは学習の積み重ねが原因だと解釈します。

以前は、新生児室への母子分離は遠慮がちに行われていて、長時間におよぶ母子分離はあまり行われていませんでした。しかし現在は、お母さんのベッドに来るのが出産の翌日という病院もあります。これでは学習が先行して、お母さんを刷り込めなくなる確率が高くなってしまいます。

また、病院にいる間ずっと新生児室に入れられていて、授乳の時間が来ると授乳室で授乳をするという病院もあります。決められた時間にならないと授乳しないでほとんど抱かないというのは、カナーの時代に高学歴の富裕層の子どもが自閉症になったのと同じです。

しかも、安心・安全をうたっている人気のある病院ほど新生児室に隔離している時間が長いという傾向があります。これは、感染症の予防というよりは、新生児の体調の管理という発想です。母親と一緒にいるよりも、新生児室で看護師が時々見ている方が安心・安全だと考えているからです。

したがって、新生児室に隔離している時間が長くなっている病院があるということが、現在の日本で自閉症スペクトラムが増加している一因になっている可能性が高いです。

三　出産時のダメージ

自閉症の子どもは難産だったという子どもが多いです。したがって、出産時に受けたダメージも刷り込みの障害に関わっています。

1. 逃避や拒否の眠り

私たちは赤ちゃんが泣かないで静かに眠っていれば安心します。しかし、実際はそうではありません。マーガレット・A・リップルから引用します。

一般に親たちは、要求しているものを得ることのできない乳児は、泣いたり、けったり、その他よくあるような反抗の形で、すぐに激しく反応すると思っているようです。しかしこういった反応は、病気をしたことがなく、初期に過度の欠乏や欲求不満を経験したことのない三ヵ月を過ぎた赤ん坊にはいえることですが、生後数週間の乳児にはあてはまりません。特に、やや早産であったり、出生直後明らかに仮死状態を示したような子どもは、もっと微妙な間接的な仕方で欲求の阻止に反応し、逃避的になったり拒否的になったりします。［リッブル 1975：p.137］

新生児の眠りにはまったく逆の2つのパターンがあります。

・安らかな眠り

空腹が満たされて、不快感がいやされて、緊張が解消して、安らかになって眠るパターン

・逃避や拒否の眠り

過度の欠乏や欲求不満を経験したり早産や仮死状態だった赤ちゃんが、逃避的になったり拒否的になったりして眠るパターン

『愛の奇跡』という本のアンは、イギリスで1952年の冬のとても寒い日に、近所の婦人たちと産婆さんが自宅に来て自宅で生まれています。

産婆さんが出産後の母親の世話をしている間、誰かが外に面したドアを閉め忘れて、はだかのまま

で寝かされていたアンは凍えて真っ青になっていたそうです。そこで、近所の人たちがオリーブ油を塗って温かい毛布に包みました。アンは仮死状態でした。仮死状態というストレスを経験して、逃避的になったり拒否的になったりして泣かないでおとなしく眠っていたはずです。

ヒツジの新生児はまったくなめられないと、多くは立ち上がることができず死んでしまうものが多いそうです［A・モンタギュー 1986：p.34］。モンタギューは撫でたり抱いたり寄り添うといった皮膚刺激が赤ちゃんには必要だと書いています。

お母さんは生まれた我が子と対面すると、最初は遠慮がちにちょっと触るということです。しかし時間の経過とともに、優しく撫でたり、優しく声をかけたり、トントンしたり、抱いたりといった様々な働きかけを始めます。そして、赤ちゃんから何らかの反応が返ってくることを期待します。特に目を開けて自分を見ることを期待するそうです。

出産時にダメージを受けた赤ちゃんほど、感覚が覚醒するためにはお母さんからさまざまな皮膚刺激を受ける必要があります。そして、感覚が覚醒することによって刷り込みの感受期が生まれて、お母さんを刷り込めるようになるはずです。

仮死状態だったアンは、泣けばあやしてもらえたでしょうが、泣かないでおとなしく眠っていたので十分にあやしてもらえなかった可能性があります。また、毛布で包まれていたので皮膚刺激が十分でなかった可能性があります。

現在は、難産だった赤ちゃんほど新生児室に隔離されている時間が長くなり、お母さんから皮膚刺激を受けることなく寝かされたままです。したがって、出産時にダメージを受けた新生児が、十分な皮膚刺激を受けなかったことが原因で刷り込みの感受期が生まれず、刷り込みに障害が生まれたという可能性があります。

団塊の世代にも難産だった赤ちゃんが大勢いたはずですが、自閉症になった赤ちゃんはほとんどいません。それは、難産だった赤ちゃんほど、より長い間、なんらかの反応が返ってくるまで抱かれてあやされていたからだと推測します。

2. 男女の差

自閉症は男児の方が女児よりも多いです。およそ男女で4対1です。これは、男児の方が女児よりも刷り込みに障害が生まれやすいということを示しています。なぜ男児の方が刷り込みに障害が生まれやすいのでしょうか?

子どもは受けたダメージの強さによって、悲しみ→怒り→あきらめ、という順で感情が現れます。軽いダメージだと悲しみが現れます。ダメージがもう少し強くなると怒りが現れます。そして、もっとダメージが強くなるとあきらめが現れます。

ほとんどの動物はオスの方がメスよりも戦うことが多くて攻撃的です。攻撃的ということは怒りやすいということです。殺人事件の犯人も男女比はおよそ4対1で男性の方が多いです。男児の方が女児よりも怒りやすいという性格の差があります。それだけ、男児の方が女児よりも受けるダメージが強いということになります。

ダメージが強いほどなぐさめにくく、ダメージから回復しにくくなります。悲しみはなぐさめやすいです。泣いている子どもは「よしよし」となぐさめるとすぐに立ち直ります。怒りは悲しみよりもなぐさめにくいです。怒っている子どもはなぐさめるのに時間がかかります。あきらめている子どもは、「ほっといて!」と、なぐさめられることさえ拒否するようになります。

したがって、出産時や出産後になんらかのダメージを受けると、男児の方が女児よりもダメージが強く女児よりも回復しにくいという性格の差があります。そして、この性格の差が原因で、ダメージを受けたときに、男児の方が刷り込みの感受期が生まれにくく、刷り込みに障害が生まれやすいと考えます。

また、マスクをつけた看護師の顔を刷り込んだことによって生まれる母親への「新生児人見知り」も、泣く赤ちゃんよりも怒る赤ちゃんの方が拒否の度合いが強いです。男児の方が、怒りやすくて拒否の度合いが強いので、女児よりも母親に信頼が広がりにくいです。したがって、男児の方が女児よりも「誤刷り込み」が原因となる刷り込みの障害も生まれやすいと考えます。

四　視覚への配慮

現在、赤ちゃんは刷り込みをしていないと考えられています。それで、現在の病院は赤ちゃんの刷り込みにまったく配慮をしていません。赤ちゃんを新生児室に隔離しているのはもちろんですが、ほかにも刷り込みを妨げるような要因が多いです。

1．分娩室の照明

小児医学者のブラゼルトンは「大きな騒音や眩しい光が与えられると赤ちゃんは深い眠りに引き込んでしまうように見受けられます。」〔T・B・ブラゼルトン 1982：p.145〕と書いています。新生児は、生後3日間ほどは、まぶしい光を嫌います。そして、まぶしい光を嫌って眠りに逃避してしまいます。赤ちゃんが子宮にいた時、光は1万分の1ほどしかとどいていません。しかし、近代的な病院ほど分娩室は明るくなっています。暗い子宮からでてきた赤ちゃんはほとんど目を開けていられません。特にお母さんの下半身は無影灯で照らされています。赤ちゃんはスポットライトをあびて産まれてくるようなものです。

２０１０年に起きたチリの落盤事故では、69日後、33名の鉱山作業員が救出されました。そのとき、33名全員にサングラスが支給されています。そして、夜間に救出されましたが、全員がサングラスをかけていました。こういった大人にされていた配慮が新生児にはまったくなされていません。新生児は、薄暗ければ、生まれると1~2時間ほどは目をしっかり開けています。新生児覚醒状態です。しかし明るい分娩室では、赤ちゃんは目を開けていられません。母親の顔を見ることもできません。赤ちゃんはまぶしい光を嫌って眠りに逃避してしまいます。

ミシェル・オダンから引用します。

> 分娩第一期が進行して収縮がだんだん強くなっていくと、産婦は静かな薄暗い場所に移動したいと感じるようになります。——(略)——哺乳類の動物は、暗く静かな、ひと気のない場所を選んで出産します。[オダン 1991 : p.71]

> 赤ちゃんはお乳を吸うとき、目をしっかり開けているので、室内の明かりは赤ちゃんの目を刺激しない程度に薄暗くします。出産のとき、産婦に必要な条件はそのまま、生まれたばかりの赤ちゃんにとっても必要な条件であるということを強調しておきたいと思います。[同 : p.112]

哺乳類の動物には静かな薄暗い場所を選んで出産をするという本能が備わっています。それがそのまま、生まれたばかりの赤ちゃんにも必要な条件だとオダンは書いています。通常は、分娩室での権限は医師や助産師などの病院側にありますが、オダンの病院では分娩室での権限を産婦に与えています（ただし、鎮痛剤や麻酔は正常分娩では使用を認めていません）。

通常の新生児の写真は眼を細めていて眉にしわをよせた、いかにも不快そうな顔をしています。しかし、オダンの本にのっている新生児の写真は、目を大きく開けていて顔は凛としています。薄暗い分娩室で高感度カメラで撮った写真です。

新生児覚醒状態の赤ちゃんが眼を大きく開けてお母さんを見つめれば、それだけで刷り込みが生まれるはずです。また、新生児覚醒状態の間に刷り込みが生まれれば、学習はほとんど生まれていないので完全な刷り込みが生まれます。

したがって、分娩室の照明がかつてよりも明るくなっているということが、自閉症の子どもが増えている原因のひとつになっている可能性があります。

2. 新生児室の照明

私の子どもが生まれたころ、１９７０年代の新生児室は両親にも公開されていませんでした。しかし、現在の新生児室は面会者にもガラス越しに見えるようになっています。薄暗い病院よりも明るい病院の方が大人には好まれます。それもあってか、現在の新生児室の照明は以前よりも明るくなっているようです。

さらに、照明が明るければ、新生児は目を開けられないので眠りに逃避しておとなしく眠っているはずです。そして、おとなしく眠っているので何も問題はないと考えられているはずです。

ネットで新生児室・照明で検索をすると、看護師国家試験の解答で「新生児室の照明は、夜間は照度を下げる」とありました。しかし「夜間でも500ルクス以上は保つ」という解答でした。新生児の体調を管理するために、夜間でもある程度の明るさを保つ必要があるという趣旨でした。

しかし、500ルクスというのは事務室の照明と同じ明るさです。事務室は明るい昼間に外から帰ってきても違和感がない明るさになっています。新生児室の照明が夜間でも事務室なみに明るいと、新生児が受けるダメージはかなり大きくて拒否感も強いはずです。しかも、昼間の新生児室の照明はもっと明るいのです。

したがって、現在の新生児室の照明が以前よりも明るくなっているということが、刷り込みに障害が生まれる赤ちゃんが増加している原因のひとつになっている可能性があります。

3. 眼薬

新生児に点眼が行われています。私は眼薬をさすのは嫌いではありません。眼薬の刺激がかえってすっきりして気持ちが良いぐらいです。しかし、ネコは眼薬をさすのをとても嫌がります。ネコが目の病気のときは、逃げないように押さえていないと眼薬をさすことができません。

赤ちゃんを連れていたお母さんと話をしたとき、生後5ヵ月という赤ちゃんにものもらいができていました。お母さんは「眼薬を嫌がるから困ってます」と言っていました。赤ちゃんも眼薬が嫌いです。

ネットで新生児・点眼で検索をすると、『自然な出産で健康で賢い赤ちゃんを産む方法』というページが出てきました。その中に国際的な産科学書として『妊娠、出産における効果的なケアガイド』という本からの引用がありました。

新生児の眼に使用される点眼薬は、眼の開き具合を低下させ、視覚の反応を抑制してしまう。これは出生後の最初の母親と子供の視覚的な交流を障害するかもしれない。

刷り込みという言葉は使われていませんが、私が危惧していたのとまったく同じことが書いてありました。新生児にとって眼薬は刺激が強すぎる可能性があります。新生児は嫌なことがあると眠りに逃避します。したがって、刷り込む前に点眼が行われると、刷り込みに障害が生まれる可能性があります。

アメリカでは1時間以内の眼薬の投与が推奨されているそうです。しかし、イギリスでは予防的措置は必要ないとされているそうです。したがって、新生児への眼薬の投与は必ずしも必要とは言えないようです。そうであればすぐに止めて欲しいです。特に、新生児が刷り込みを行う前に眼薬を投与するのは危険です。少なくとも生後2日間は眼薬の投与はひかえる必要があります。

4. 写真のフラッシュ

10年以上前ですが、新聞の健康相談で「赤ん坊が生まれてすぐにフラッシュを焚いて写真を撮ったら、1週間経っても目を開けないが問題はないのか?」という相談が寄せられていました。新聞での眼科医の回答は、視力にまったく問題はないというものでした。

しかし、私は刷り込みのことが心配でした。目を開けなければ視覚での刷り込みに障害が生まれる可能性があります。また、目を開けないというのは世界を拒否していることを示しています。世界を拒否しているという状態は刷り込みの感受期とは言えません。母親の刷り込み全体にも障害が生まれる可能性があります。

現在、ほとんどの人が手軽に携帯電話で写真を撮るようになりました。フラッシュ機能がついている機種もあります。しかし、刷り込む前の新生児をフラッシュを焚いて写真を撮るのは危険です。目を閉じていればそれほどの衝撃はないかもしれませんが、目を開けていたら衝撃が強すぎます。そして、ほとんどの人が、赤ちゃんが目を開けている写真を撮ろうとするはずです。

さらに最近は、退院時に病院から記念アルバムを贈るというサービスが流行しています。こういった、生まれたばかりの新生児の写真をフラッシュを焚いて撮るという流行が、自閉症スペクトラムが増加している一因になっている可能性があります。新生児の写真を撮るのであれば、照明を落とした部屋で、高感度カメラでフラッシュを焚かずに撮るといった配慮が必要です。

五　自閉症予防の５カ条

吉村から吉村医院での出産の様子を引用します。

ある人は家族に囲まれて、ある人は旦那さんと二人だけで、リラックスする音楽をかけたり、好きな香りを炊いたり、みなさん思い思いの環境を整えます。本格的な陣痛が始まると部屋は暗めにします。そのほうがお産に集中できるだもんで。

産婦さんは好きな姿勢で立ったり坐ったり、歩き回ったり、横向きになったり、中にはお風呂に入る人もいます。助産婦は産婦に寄り添って、じっとすべてを受け止めてサポートしております。

わしはといえば、部屋の隅の方でちょこんと座っとるだけ。――（略）――

生まれた赤ちゃんは、すぐにお母さんの胸に抱かれます。近頃ではカンガルーケアなんて言われておるようですが、そういう言葉が出てくる前から、うちでは赤ちゃんは生まれてすぐにお母さんの胸に抱かれておりました。病院みたいに、生まれてすぐに体重や身長を測ったり、鼻やのどの洗浄をするなんていう野暮なことはいたしません。お母さんと赤ちゃんが初めて会えたことを喜び合う時間以上に大事なものなんてありますか。［吉村 2010：pp.12-13］

現在の病院でのお産は、お母さんは分娩台の上で仰向けに寝かされて赤ちゃんを産みます。そして、生まれた赤ちゃんはお母さんから離されて新生児室に隔離されます。お母さんも出産で疲れているからとひとりで寝かされます。出産における母親としての本能も主体性も無視されています。

また、生まれるとすぐに赤ちゃんの体重を測ります。数値を重視するのはいかにも近代科学です。上野動物園で生まれたパンダの赤ちゃん（シャンシャン）の体重は１４７グラムということになっています。しかし、体重を初めて測ったのは生まれた次の次の日です。それぐらいパンダの赤ちゃんには気を使っています。パンダの赤ちゃんに刷り込みの障害が生まれる余地はありません。

人間の赤ちゃんにもパンダの赤ちゃんと同じぐらい気を使う必要があります。赤ちゃんの体重を測るのは、母乳を飲んでからでも、おしっこをしてからでも、ウンチをしてからでも、眠ってからでも、その誤差はたいした問題ではないはずです。

吉村医院のようなお母さんの本能と主体性が尊重された環境で、助産師が寄り添い、暗めの部屋で赤ちゃんを産んで、そのままお母さんが赤ちゃんを胸に抱いて母子同床で過ごせば、赤ちゃんに刷り込みの障害が生まれる余地はありません。そして、自閉症になる赤ちゃんはいません。

以上、第四章と第五章の考察を基に、自閉症の予防に必要な条件を「自閉症予防の５カ条」としてまとめました。

1. 分娩台を廃止する
2. 分娩室の照明をできるだけ落とす
3. 出産後すみやかに赤ちゃんは薄着で母子同床にする
4. 新生児に接する人はマスクをつけない
5. 生後2日間は、眼薬と写真のフラッシュは禁止する

オダンの病院も吉村医院も「自閉症予防の5カ条」を満たしています。「自閉症予防の5カ条」は、不自然な介入をひかえるという内容なので、今すぐにできる簡単なことばかりです。

これから子どもを産む方は、後に続く方の為にも、病院に「自閉症予防の5カ条」を要求して下さい。そして、「自閉症予防の5カ条」を受け入れてくれた病院で出産して下さい。あるいは、新生児室がない「赤ちゃんにやさしい病院」や助産院で産んで下さい。

病院関係者の方は、病院の内部から、病院に「自閉症予防の5カ条」を要求して下さい。外部からの要求と内部からの要求で病院の出産環境を改善することができます。そして、自閉症の発症率を限りなくゼロに近づけることができます。

「自閉症予防の5カ条」の普及に御協力をお願いします。自閉症の発症率が限りなくゼロになる日が1日も早く来ることを祈っています。

（なるべく医療介入をひかえた自然出産を目指すと夜間から早朝の出産が増えます。そうすると、病院の収入が減るだけではなく、医師や助産師や看護師の負担が増えます。したがって、医師や助産師や看護師を増やす必要があります。そうすると、ますます病院は儲からなくなります。また、医師は不足しているので簡単に増やすことはできません。病院は内部からは変えられないと書いている人がいましたが、これでは病院は内部からは変えられないはずです。しかし、助産師の権限を拡大することで克服できると推測しています。助産師の権限を拡大すれば医師は緊急時に備えて待機をしているだけで良くなるからです。

ただし、助産師という職業は小さな子どもを持ったお母さんには向いていません。小さな子どもにとって、夜、お母さんが家にいないというのはとても不安なことだからです。助産師という職業は小さな子どもがいない女性の力で支えて頂きたいと願っています。）

第二部　自閉症の正しい理解と効果的な支援

第六章　自閉症の正しい理解

アメリカのレオ・カナーが、１９５３年以前に自閉症と診断した96名の自閉症の子どもの追跡調査（１９７2年1月まで）を行っています。その結果、11名が「就労できるまでに社会に十分受け入れられ、明白な行動上の問題もなく人々の中に入っていき、そして家庭、仕事場、その他の相互交流の場においても人々に受け入れられている」［カナー 1978：p.209］と評価されました。また、全員が自動車を運転していて、事故や交通違反の記録はありませんでした。

自閉症の療育法が何もわかっていない時代に、典型的な自閉症の子どもの約1割が大人になって就労して自立しています。自立していて支援が必要なければ、もう障害とは言えません。

約1割の人が大人になって自立しているように、自閉症そのものは定型の人とは少し異なるというだけでけっして障害ではありません。典型的な自閉症の場合は、幼児期はできないことが多くて大変です。しかし、大人の適切な支援があれば自立した信頼すべき社会人になります。

自閉症の子どもの支援には自閉症の正しい理解が不可欠です。自閉症の原因が刷り込みの障害だとわかったことで、自閉症を正しく理解できるようになりました。はじめに自閉症の代表的な特徴を6つ挙げました。

1. 自閉症スペクトラムという連続性
2. 社会性の障害
3. コミュニケーションの障害
4. 興味・関心の偏り
5. 感覚過敏と感覚鈍痲
6. 性への関心の薄さ

1. 自閉症スペクトラムという連続性は、自閉症の特徴が言動に顕著に現れている人から、しばらく会話をしても自閉症だとはわからないような人まで大きな幅があるという特徴です。

2. 社会性の障害は、乳児期には母親を求めないといった特徴があります。幼児期には友だちと遊ばないといった特徴があります。

3. コミュニケーションの障害はおもに言葉の障害です。自閉症の人の中には言葉がまったくない人がいます。また、会話ができる人でも、話し方が変わっていたり話の内容が変わっている人がいます。

4．興味・関心の偏りは、同一性に固執したり興味や関心が過度に限定的という特徴です。現在は、想像力の障害が原因だと考えられています。

以前は、2と3と4の三つの障害が明らかに現れている場合、自閉症と診断されていました。自閉症でも、通常学級で授業を受けられるような発達に遅れのない子どもは高機能自閉症と診断されていました。また、言語能力に遅れがなく3のコミュニケーションの障害が目立たない子どもはアスペルガー症候群と診断されていました。そして、この三つの障害が注意深く観察しないとわからないような子どもは非定型自閉症や広汎性発達障害と診断されていました。2013年に改定されたアメリカのDSM–5（精神疾患の診断・統計マニュアル）では、これらの障害をまとめて自閉症スペクトラム（障害）として診断をするように変更されました。

5．感覚過敏と感覚鈍痲はDSM–5で新たに自閉症の診断基準に加えられた特徴です。犬の吠え声や様々な音を怖れるのは聴覚過敏と言われています。また、大きな音がしても反応しないといった感覚の鈍さが感覚鈍痲と言われています。

6．性への関心の薄さはこれまであまり注目されてきませんでした。しかし、自閉症のテンプル・グランディンは「私は恋に落ちたことがありません。恋に落ちて有頂天になるということがどんなことかわからないのです。」〔オリヴァー・サックス 1997：p.298〕と語っています。

以上の6つが自閉症の代表的な特徴です。これから、この6つの自閉症の特徴を刷り込みの障害として説明していきます。

一　自閉症スペクトラムという連続性

刷り込みは出来たか出来なかったかという二者択一ではありません。生後早期に刷り込みが行われれば完全な刷り込みが出来ます。しかし、学習が先行すると刷り込みが完全ではなくなり、さらに学習が積み重なると刷り込みがまったく出来なくなります。

刷り込みの障害には、完全ではない刷り込みからまったく刷り込みが出来ていない状態までの連続性があります。この刷り込みの障害の連続性で自閉症スペクトラムという連続性を理解することができます。

高機能自閉症の子どもは、小学校の通常学級で学ぶことができるので、学習能力があり情緒的にもそこそこ安定しています。高機能自閉症のグニラ・ガーランドは、アクセサリーが怖かったので、もらったアクセサリーはすぐに宝箱に隠しました〔ガーランド 2000〕。しかし、典型的な自閉症の子どもの場合は、怖い物には触ることもできません。高機能自閉症の子どもも恐怖感を抱えていますが、典型的な自閉症の子どもほど恐怖感は強くありません。

したがって、高機能自閉症の子どもは刷り込みの障害としては典型的な自閉症の子どもよりも軽度です。また、しばらく会話をしても自閉症だとはわからないような軽度の自閉症の子どもは、さらに軽度の刷り込みの障害として理解することができます。

また、アスペルガー症候群の夫婦が書いた『モーツァルトとクジラ』に書いてあった赤ちゃんは、看護師が母親に渡そうとしたら母親を押しやりました。そして、この赤ちゃんはアスペルガー症候群になりました。アスペルガー症候群というのは言葉の発達には遅れがないので、人の声の刷り込みはできていると解釈します。

人の声の刷り込みはできているので、この赤ちゃんはマスクをつけた看護師の顔と声を刷り込んでいたはずです。それで、人の顔（視覚）の刷り込みには障害がありますが、人の声（聴覚）の刷り込みには障害がありません。人の声の刷り込みには障害がないので、言葉の発達に遅れがないアスペルガー症候群になったと解釈します。

オーストリアでは、病院で保育器に入れられていてマスクをつけた看護師が世話をしていました。それで、人の声の刷り込みができていたのでアスペルガー症候群の子どもが多かったと解釈します。それに対してアメリカでは、病院で殺菌消毒された新生児室に入れられていてほとんど世話をされていませんでした。それで、刷り込みがまったくできず典型的な自閉症の子どもが多かったと解釈します。

人の声の刷り込みには障害がないのに人の顔の刷り込みに障害があるというのは、マスクをつけた看護師を刷り込んでいたケースだけではなく、眼薬の投与や分娩室や新生児室の照明が明るすぎるということも影響しているかもしれません。しかし、定かではありません。アスペルガー症候群の子どもの出産時のデータを収集する必要があります。

二　社会性の障害

1. 母子関係の障害と友人関係の障害

自閉症の子どもは赤ちゃんのときに抱かれる姿勢をとらなかったという例が多いです。また、歩けるようになってもお母さんの後を追いません。こういった母子関係の障害は頼るべき対象（母親）を特定する親刷り込みの障害として理解することができます（ただし小学校に入るころには、ほとんどの自閉症の子どもに母親への愛着が生まれます）。

また、定型の幼児はある程度の年齢になると友だちと遊ぶようになります。幼児はお母さんが好きなだけではなく友だちと遊ぶのが好きです。しかし、典型的な自閉症の子どもは保育園や幼稚園でほかの子どもと遊びません。

鳥類では、生得的に仲間が決まっているのは一部の原始的な種に限られます。ほとんどの種は刷り込みによって仲間が決まります。したがって、友だち関係の障害も刷り込みの障害として理解することができます（自閉症の子どもも特定の子どもを好きになることがあります。また、趣味が同じなどの理由で友だちができる子どももいます）。

2. 異星人

オリヴァー・サックスの『火星の人類学者』から紹介します。サックスは自閉症のことを書くために自閉症の当事者として有名なテンプル・グランディンの取材に訪れました。

テンプルは自閉症の人で最初に『我、自閉症に生まれて』という自伝を出版しています（プロの作家との共著）。さらに、動物学の大学教授で、家畜に恐怖や苦痛を与えない動物愛護の精神にかなった畜産関係施設の設計者としても有名です。アメリカとカナダの肉牛の半数がテンプルの設計した施設で育てられています。

テンプルは、シェークスピアの『ロミオとジュリエット』や『ハムレット』の劇はわけがわからなかったとサックスに話しました。そういうとき、地球に住んでいる人類という生物を研究している火星に住んでいる人類学者のような気がしたそうです。『火星の人類学者』というこの本のタイトルはテンプルのこの言葉から来ています。

泉流星は『地球生まれの異星人』というタイトルの本を書いています。泉は大学を卒業して就職してから困るようになり、アスペルガー症候群と診断されました。この本のまえがきで「私は少し変わった脳を持ち、そのために普通の人とは違った異星人マインドを持っている。」と書いています。そして、一種の異文化圏の人と思って接していただければありがたいと書いています。

グニラ・ガーランドも「私の家族と私とは、まったく別の世界に住んでいた。わたしたちが同じ惑星の生物だなどとは、とても思えないほどだった。」［ガーランド 2000：p.10］と書いています。

テンプルも泉もグニラも、自分は人という種とは異なるという趣旨のことを書いています。これは、刷り込みは種に関わるという刷り込みの障害として理解することができます。

3. テリトリー感覚

オスネコはおしっこをかけて自分のテリトリーを示します。ウグイスの鳴き声もメスを誘う意味とテリトリー宣言の意味があります。しかし、こうしたテリトリー宣言を感じとるのは同種に限られます。鳥のテリトリーは種が異なればテリトリーが重なっていても争いません。同種だけがテリトリーを感じとり、テリトリーで争い、そしてテリトリーが重ならないように住み分けます。

住宅街では人間がテリトリーを張っています。そして、人は他者のテリトリーを感知します。人はお互いのテリトリーを尊重し、他者のテリトリーには無断で侵入しません。他者のテリトリーに入るときは挨拶をして、そのテリトリーの人から許可が下りてから入ります。他者のテリトリーに無断で侵入したら犯罪行為とみなされます。
しかし、人はオスネコのテリトリーを感知しません。オスネコのテリトリーに無断で侵入します。ネコも人間のテリトリーを感知しません。誰の家の庭でも誰の家でも入ります。追い払われたら逃げるだけです。

定型の子どもは診察室に入ると、その部屋で椅子に座っている医師に注目します。そこが他者のテリトリーであることを感知しています。そして、そのテリトリーの主であると思える医師にたいして、自分はどのように振る舞えばよいか探ります。

しかし、典型的な自閉症の子どもは診察室に入ってきても他者のテリトリーという感覚がありません。また、その部屋で椅子に座っている医師がそのテリトリーの主であるという感覚もありません。その部屋にいる医師に注目しないで、自分が興味のある物に注目します。それで、自閉症の診断に慣れた医師は、自閉症の子どもが診察室に入ってくると、その子どもが椅子に座る前に自閉症だとわかります。

こういったテリトリー感覚の欠如も、刷り込みは種に関わるという刷り込みの障害として理解することができます。

以上、社会性の障害は刷り込みの障害として理解できることを示しました。

三　コミュニケーションの障害

ローレンツによれば、イヌが尾を振るのは宥和的和平のサインで、ネコが尾を振るのは威嚇行動を意味するサインで、こういったサインを同種の動物は読み間違えないそうです。しかし、隔離飼育されて刷り込みを妨げられたメスのハイイロガンは、突進してきたオスのハイイロガンの攻撃行動を求愛行動と読み間違えました〔ローレンツ 1996：p.146〕。刷り込みに障害があると同種への共感に障害が生まれます。

1．共感の障害

泉流星から引用します。

「だって、目を見ても特に相手の情報が読めるわけじゃないからわざわざ見ても意味ないし、目って、鼻や耳と違ってよく動くじゃない。大きく開いたり細まったり、目玉があっちこっちきょろきょろ向きを変えたり。それを見てるのって、はっきり言って苦痛なんだよね。ちゃんと目を見て話すようにって言われて無理にじーっと見てると、目玉とか白目の血管ばかり見えて気持ち悪いし、見つめすぎると今度は『にらんでる』とか、『目つきが悪い』って怒られるし。も

う、どうしていいかわかんない！」［泉 2005：p.100］

「目は口ほどに物を言い」と言われているように、私たちは相手の目の表情から、元気か元気でないか、喜んでいるか悲しんでいるか、好意的か好意的でないかなど、さまざまな感情を読み取ります。しかし、泉は相手の目の表情から感情を読みとることができません。しかも、目を見てと言われて目玉を見ています。

アクセル・ブラウンズというドイツの自閉症の青年が『鮮やかな影とコウモリ』という自伝を書いています。子どもの頃のアクセルにとって、好ましい人は鮮やかな影のようなもので、それ以外の人は脅威を与えるパタパタと飛んでいるコウモリのようなものでした。小学校は特殊学校ではなく通常の学校にやっと入れたという子どもでしたが、怪物的な記憶力で高校は医学部にも入れるぐらいの優秀な成績で卒業しています。

アクセルは、15歳のとき、母親のことを「僕とおなじように世界を知覚しているということが、ありうるだろうか？」「自分の感情とか、考えがあるんだろうか？」［ブラウンズ 2005：p.300］と自問しています。そして、母親にも知覚や感情や考えがあるということを認めるようになりました。

アクセルは相手の感情を読み取れないどころではありません。15歳まで母親に知覚や感情や考えがあるということ自体に気がついていませんでした。その後、他者の感情を多少は理解できるようになりましたが、ごくたまにしか他者の感情を読みとれません。アクセルが高校生のとき、彼に好意を持った女子高校生の家に招かれました。そして、彼女の部屋で2人で話をしていると彼女が泣き出してしまいました。

僕はなにかまちがったことを言っただろうか？　心あたりはない。まちがった態度を取ったんだろうか？　やはり心当たりはない。僕は途方に暮れて、バスのガタゴトという音に耳を傾けていた。

気の沈む帰り道だった。［同：p.374］

アクセルは、彼女が泣いたという行動で、はじめて自分の言動のなにかが悪かったと気がつきました。しかし、自分の言動のなにが彼女を泣かせたのかその原因がまったくわかりません。

私たちは話をしているときに、自分の話を聞いている相手が興味を持っているのか退屈なのか、喜んでいるのか悲しんでいるのか、賛同しているのか反対しているのかなど、相手の感情が伝わってきます。それで話の内容を適切にコントロールすることができます。

しかし、泉流星にもアクセルにも相手の感情が伝わりません。この共感の障害がコミュニケーションの障害として現れます。

2. 自閉症の人の共感能力

オリヴァー・サックスがテンプルの取材に訪れて、二人で牧場に寄ったときのことです。テンプルがひざまずいて草を差しだすと、雌牛がやってきてその草を食べてテンプルの手に鼻を押し付けました。雌牛たちはサックスには寄ってきませんでした。

テンプルは家畜の気分や感情に対する直観力は非常に鋭く、それで、家畜に恐怖や苦痛を与えない施設の設計者として成功しています。しかし若いころ、人の感情はごく単純な感情表現でさえも理解できなかったそうです。そのうちに「解読」する術を学びましたが感じてはいません〔サックス 1997〕。

ドナ・ウィリアムズは、「私にとってはここにいる子どもの方が、いわゆる普通の子どもたちよりもはるかにわかりやすい。」〔ウィリアムズ 1996：p.48〕と書いています。ここにいる子どもというのは自閉症の子どものことです。私たち定型者は自閉症の子どもはわかりにくいですが、ドナは自閉症の子どもの方がわかりやすいのです。

テンプルやドナのように、自閉症の人の中には動物や自閉症の人に対しては定型の人よりも高い共感能力を示す人がいます。したがって、自閉症の人には共感能力そのものに障害があるとは言えません。自閉症の人は定型の人に対しては共感の障害がありますが、同じように、定型の人も自閉症の人に対しては共感の障害があります。小学校の入学式で、自閉症の子どもが怖くて叫んでいても、怖がっているとは感じないでうるさいとしか感じません。自閉症の子どもがいつも同じ物しか食べなくても、違う物を食べるのが怖いとは感じないで嫌いだとしか感じません。

自閉症の人も定型の人も、お互いに相手の感情を感じとるのが難しいです。これは、刷り込みは種に関わるという刷り込みの障害として理解することができます。

3. 認知の違い

グニラ・ガーランドは、小学生のとき、スペルのテストで必ず満点を取るので先生にカンニングを疑われてしまいました。それからは、わざとちょっと間違えるようにしたそうです。グニラはスペルを一度見ると写真のように記憶します。その映像を思い浮かべて写せば良いだけなので間違えようがなかったそうです。これは写真記憶と呼ばれています。

グニラは視覚でとらえることができる事柄は得意ですが、視覚でとらえることができない事柄は苦手です。

「よそで食事を出されたら、ごちそうさまでしたと言わなければならない」ということは覚えたものの、いつ言い出せばいいのかがつかめない。だから、言えなかったら大変だと思って、食べている真っ最中に言ってしまったこともあった。逆に、すっかり忘れて、言えずじまいになることもあった。──（略）──

食事とは何なのか、それさえもはっきりわからないというのに、「ごちそうさまでした」を間

違えずに言うのはどうしたらいいのだろうか？［ガーランド2000：p.187］

グニラは視覚でとらえることができない「食事」という言葉の意味がわからず苦労していました。また、「お電話番号をうかがってもいいですか？」と聞かれて、「いいです」と答えてそれで終わっていたそうです。実際に口にする言葉と、言わんとしているメッセージが違うなんて思いもよらなかったそうです。しかし、そこで会話が止まってしまうので、何かがおかしいということには気がついていたそうです［同：p.186］。

自閉症の人には言われたことしか伝わらないという話は多いです。電話をかけたら子どもが出て、「お母さんはいますか？」と聞いたら、「お母さんはいます」という返事だったので、待っていたけどいつまで待ってもお母さんが電話に出てきません。それで、「もしもし」と言ったら、「はい」とまだ子どもが電話口にいたという話があります。

通常は、相手が幼児でもない限り、わかっているようなことまですべて言うのは相手に対して失礼になります。それで、わかっているようなことは言わないではぶきます。しかし、自閉症の人には言いたいことをはぶかずにすべて言う必要があります。それを、自閉症の人は馬鹿にされたとは感じません。わかりやすくて良かったと感じます。

グニラ・ガーランドの本の訳者であるニキ・リンコも自閉症スペクトラムです。ニキが住宅情報でペット相談物件を検索していると、「備考」という欄に「ネコのみ可」という物件が出てきました。思い浮かべたのは、ネコだけが住んでいる猫屋敷だったそうです。エサはどうするのか？　何かおかしいと思って夫に尋ねて、犬は飼えないという意味だとわかったそうです。［ニキ・リンコ 2007：pp.261-263］

幼児ならこのような誤解はあるかもしれませんが、定型の大人ならありえないはずです。ニキには、文脈というか、背景というか、経験や知識がつながっている認知機能が欠けています。（記憶には認知記憶と単純記憶という2種類あります。しかし自閉症スペクトラムの人は、単純記憶しか機能していないようです。それで、単純記憶がすぐれているのだと推測しています。）

カナーは、障害のある子どもが自閉症か自閉症ではないかを判定するひとつの方法として針刺しを行っています。自閉症でない子どもは、針を刺されたときに針よりも針を刺した人（犯人）に反応します。それに対して、自閉症の子どもは、針を刺されたときに針や手だけに反応して針を刺した人に反応しません。［カナー 1995］

これは、自閉症の子どもには、針と針を刺した人とのつながりを理解する認知機能が生まれていないことを示しています。そして、定型の人の認知機能は刷り込みによって生まれることを示しています。

東田直樹の『自閉症の僕が跳びはねる理由』から引用します。（東田は会話ができない重度の自閉症です。しかし、母親に手を支えてもらうというファシリテーティッド・コミュニケーション（FC）と呼ばれている介助で自分の言葉をパソコンや文字盤で表現できるようになりました。その後、介助なしで自分の言葉を表現できるようになり、この本は一人で書いています。会話ができない重度の自閉症の人が本を書くというのは世界的にも稀です。この本は世界中で多くの言語に翻訳されています。）

> 記憶の仕方がみんなとは違うのです。よくは分かりませんが、みんなの記憶は、たぶん線のように続いています。けれど、僕の記憶は点の集まりで、僕はいつもその点を拾い集めながら記憶をたどっているのです。［東田 2007：p.16］

自閉症の人の記憶は個々の記憶が宇宙の星のように点在しています。記憶がつながっていないので認知もつながっていません。

テンプルの教会の記憶は、それぞれの教会の具体的な映像が図鑑のようになって収納されているそうです。そして、教会のことを考える場合は、それぞれの教会の映像が脳裏に映し出されて考えます。40代になって、定型の人が思い浮かべているのは教会といった一般的なイメージであいまいだということに気づいて驚いています。そして、定型の人のあいまいな思考方法を障害だと語っています。

［サイ・モンゴメリー2015：pp.201-202］

私はこの違いをアナログとデジタルの違いにたとえています。定型の人の認知は、それぞれがネットワークでつながり合ったアナログ認知だと考えています。それに対して、自閉症の人の認知は、点で構成されているそれぞれがつながっていないデジタル認知だと考えています。

定型の人のアナログ認知は、幼い子どものように未熟であっても、食事という言葉の全体像をとらえることができます。それに対して、自閉症の人のデジタル認知は未熟なうちは食事という言葉の全体像をとらえることができません。

初期のデジタル写真は荒くて粗雑でした。しかし、その精度が増してくるとアナログ写真を上回る機能さえ持つようになりました。自閉症の人のデジタル認知も、その精度が増していけば、テンプルが仕事で役立っているように私たちのあいまいなアナログ認知を上回る可能性があります。

以上、コミュニケーションの障害には共感の障害と認知の違いが関わっていることを示しました。言葉の障害は次の興味・関心の偏りの項で取り上げます。

四　興味・関心の偏り

自閉症の子どもは、母親を求めないので、赤ちゃんのころはおとなしくて育てやすかったという子どもが多いです。ベビーベッドに入れていると、ベビーベッドの中で何時間でもおとなしくしています。しかし、赤ちゃんは生後6~9ヵ月ごろに恐怖が生まれてきます。

恐怖が生まれてくると、母親を認知しても安心が生まれない自閉症の子どもの世界は恐怖の世界になってしまいます。自閉症の子どもは様々な物事を怖れるようになります。そして、第二章で書いたように同一性への固執が生まれてきます。また、それ以外にも多くの自閉症の特徴が現れてきます。

1. 予定外や初めての活動への抵抗

予定外や初めての活動への抵抗というのは、同一性への固執とコインの表裏のような自閉症の子どもの特徴です。自閉症の子どもはいつもと同じではない行事や初めての活動が怖いのです。


定型の子どもは入学式や運動会や学芸会といった行事に、多少不安を感じて緊張するので、普段よりも集中して一生懸命に参加します。しかし、自閉症の子どもは不安を感じるどころではありません。恐怖を感じるので、入学式で走り回ったり叫んだりする子どもがいます。また、初めての運動会に参加できない子どももいます。定型の子どもが喜ぶお誕生日会やクリスマス会にも怯えます。

しかし、毎年定期的に開かれるお誕生日会などの行事は、大丈夫だったという経験を積むことで、徐々に怖くなくなり参加できるようになります。

2. 法則性・規則性への興味と集中

自閉症の子どもは、カレンダー、電話帳、時刻表、図巻、辞書など、法則性や規則性のある物事に興味を持ちます。アクセル・ブラウンズの少年のころの宝物は数字と文字の調和が取れている電話帳でした［ブラウンズ 2005］。

カレンダーボーイと呼ばれる自閉症の子どもがいます。人の生年月日を聞くと、生まれたのが何曜日かすぐに答えられます。曜日と数字が並んでいるカレンダーに興味を持ち、法則性と規則性を見つけてこのような驚くべき能力が生まれたのです。

自閉症の子どもの世界は恐怖の世界です。しかし、その恐怖の世界に法則性や規則性を見つけると安心が生まれます。小さい頃は、積み木や自動車のおもちゃを並べたり、お鍋のふたなど円いものを回す子どもがいます。恐怖の世界に自分で法則性や規則性を作って安心を生みだしています。

法則性や規則性が、定型の子どもにとっての母親の存在のような安心を生みだす働きをします。それで、定型の子どもが母親の後を追うように、自閉症の子どもは法則性や規則性を追い求めます。

ハンス・アスペルガーは、アスペルガー症候群の子どもたちの興味を伸ばしてあげることが、その後の職業の成功につながると書いています。そして、普通の子どものような広い興味をあきらめて、子どものときからひとつの分野に専念したからこそ成功したと書いています［フリス編著 1996：p.175］。

もちろん、子どものときからひとつの分野に専念したのが成功をもたらしたひとつの要因です。しかしそれだけではなく、定型の子どもが母親の後を追うように、自閉症の子どもが法則性や規則性を追い求めたのが成功をもたらしたもうひとつの要因です。

3. 常同行動

手をひらひらさせる、手をパチパチ叩く、ぴょんぴょん飛び跳ねる、クルクル回る、同じところを行ったり来たりする、奇声をあげるなどが常同行動と呼ばれています。いずれも自閉症であることをうかがわせる行動です。

ウェンディ・ローソンは、手をぱたぱたと振ると、気をそらすことができて、内面の恐怖が和らぐと書いています［ローソン 1998］。テンプル・グランディンは、自分が回ることで部屋を回すことができるという効力感が生まれたと書いています。また、回っている物に夢中になると、それ以外に何も見えず何も聞こえなかったそうです［グランディン 1994］。夢中になることで世界からの刺激を遮断しています。世界からの刺激を遮断していたのは世界が怖かったからにほかなりません。常同行動には、内面の恐怖を和らげるためと、自己効力感を得るためと、世界からの刺激を遮断するためという3つの働きがあるようです。いずれも、自閉症の子どもの世界が恐怖の世界であることが原因です。

つま先歩きをする自閉症の子どもがいます。つま先歩きは自分で刺激を作っているという常同行動とは言えません。では、なぜつま先歩きが生まれるのでしょうか？

恐怖の現れ方には2種類あります。1つは、ライオンが来たら逃げるという逃走反応です。もう1

つは、ライオンには近づかないという回避反応です。『愛の奇跡』という本に出てくるアンは、7歳まで自分の手で食べないで食べさせてもらっていました。自分の手を使わなかったのは、世界が怖いので、なるべく何もさわらないようにするという回避反応です。それと同じで、つま先歩きも恐怖の世界になるべくふれないようにするという回避反応だと解釈します。

4. 自傷

なんらかのストレスが加わったときに、頭を床や壁にぶつけたり頭を叩いたりといった自傷をする自閉症の子どもがいます。自閉症の子どもは元々恐怖という強いストレスをかかえているので、些細なことでも新たなストレスが加わると恐怖に襲われてしまいます。そういったケースで自傷が生まれます。なぜ自傷が生まれるのか2つの可能性があります。

1つは、痛みで恐怖を紛らわしているという解釈です。痛みの方が恐怖よりも耐えやすいです。特に自分で作り出す痛みは自分でコントロールできるので耐えやすいです。通常、同時に異なる感情を感じることはなく、ひとつの感情しか感じないようになっています。それで、痛みを感じているときは恐怖を感じないですみます。したがって、恐怖を感じないように自傷をするという可能性があります。

しかし、バイブレーターで患部を刺激したり、患部をマッサージしたりすると、自傷が軽減する子どもがいるという報告があります。このような子どもは患部に刺激が与えられることで痛みを感じるようになり、自傷をしなくなると解釈できます。痛みを感じない自閉症の子どもがいるからです。したがって、患部へのマッサージで自傷が軽減する子どもは、それまで痛みを感じていなかったことになります。痛みを感じない自閉症の子どもの場合は、痛みで恐怖を紛らわしているという解釈はできません。

もう1つは、恐怖を和らげるために自傷をするという解釈です。自傷をすると痛みを和らげる脳内麻薬物質と呼ばれているエンドルフィンが分泌されます。痛みを感じない自閉症の子どもも身体は痛みに反応するので、自傷をするとエンドルフィンが分泌されます。エンドルフィンが分泌されると麻薬のように作用して恐怖が和らぎます。したがって、自傷をするとエンドルフィンが分泌されて恐怖が和らぐので自傷をするという可能性があります。

自傷が生まれる理由には2つの解釈が可能ですが、どちらが正解かわかりません。どちらもありそうです。

5. 言葉の障害

言葉というのは言語学の領域であり、あまりにも大きな領域です。私の力では自閉症の言葉の障害の分析に踏み込むことはできませんでした。しかし、自閉症の言葉の障害には恐怖も関わっています。

トーマス・A・マッキーンは「今でもまだ、自分ではしゃべりたいのにしゃべれなくなることがある。がんばってもがんばっても、やはりしゃべれない。恐怖に止められてしまうのだ。」［マッキーン 2003：pp.95-96］と書いています。

テンプル・グランディンは、3歳のとき、人の話しは理解していたそうですが、どうしても言葉が出てこなかったそうです。しかし、言語セラピーの部屋で、先生がちょっと部屋を出ていた間に電話が鳴りました。

だれも電話に出ようとしない。電話は鳴り止もうとしない。うるさいベルの音が引き起こしたいらいらとストレスが、私の言葉をせき止めているいつもの障壁を撃ち抜いた。私は走り寄って受話器を取り上げ、口を開いた。

「ハッロー」［グランディン 1994：p.29］

テンプルは、言葉は理解していたのですが、言葉が出ませんでした。しかし、ストレスが言葉をせき止めていた障壁を撃ち抜き、言葉を話せるようになりました。

まったく言葉のない自閉症の子どもでも、ある程度の年齢になれば言葉が通じます。したがって、内言語は育っています。内言語が育っているのに言葉が出てこないという現象は、恐怖によって言葉が出てこないという失語恐怖症と同じような現象です。恐怖が壁となって言葉の表出を妨げています。

以上、興味と関心の偏りだけではなくそれ以外にも多くの自閉症の特徴が、自閉症の子どもの世界が恐怖の世界であることが原因となって生まれていることを示しました。

五　感覚過敏と感覚鈍痲

1. 感覚過敏

自閉症の子どもは絶対音感を持っている子どもが多いです。また、私の手の匂いを嗅いだ自閉症の子どもがいました。きっとなんらかの匂いがしたはずです。

私たち定型者は普段聞こえている音は気にならなくなり聞こえなくなります。普段嗅いでいる匂いも気にならなくなり匂わなくなります。しかし、自閉症の子どもは恐怖の世界にいるので普段聞いている音でも気になります。普段嗅いでいる匂いも気になります。それで、自閉症の子どもには赤ちゃんのころに備わっていた鋭敏な聴覚や嗅覚などが衰えずに残っているのだと推測します。

テンプルから引用します。

> 音に対する鋭敏さは自閉症児の間では普通のことである。現在でも、車の不燃焼音のように突然の大きな音は、私を飛び上がらんばかりに驚かせるし、パニック感情に圧倒されそうになる。モーター・バイクのような大きい金属音は、今でも私に苦痛をもたらす。［テンプル 1994：p.34］

テンプルが書いているように、自閉症の人が大きな音に驚いたりパニックになったりするのは鋭敏さ（聴覚過敏）が原因だというのが現在の解釈です。また、自閉症の子どもがいつも同じ物しか食べないという偏食は味覚過敏や嗅覚過敏や触覚過敏が原因だと解釈しています。

ほとんどの動物は水でさえも匂いで嗅ぎつけるほど嗅覚が鋭敏です。また、ネコの聴覚はゴキブリの足音でさえも感知してゴキブリを捕まえられるほど鋭敏です。このように、感覚が鋭敏であることは、動物の生活に役立つことがあっても、生活に困るということはないはずです。盲導犬は騒々しい街でも落ち着いて歩くことができます。

自閉症の人が突然の大きな音でパニックになるのは突然の大きな音が怖いからにほかなりません。また、自閉症の子どもがいつも同じ物しか食べないという偏食は同一性への固執です。突然の大きな音を怖がったり同一性に固執したりするのは、自閉症の子どもの世界が恐怖の世界だからにほかなりません。突然の大きな音でパニックになるのを感覚過敏と解釈するのは間違いとは言えませんが、感覚過敏が原因でパニックになるという解釈は誤解です。

2. 感覚鈍痲

グニラ・ガーランド［2000］は、恐怖は感じますが怒りや痛みは感じません。アクセル・ブラウンズ［2005］は、恐怖も痛みも熱さも寒さも感じません。こういった感覚の鈍さが感覚鈍痲と呼ばれています。

自閉症の子どもエリーのお母さんであるクララ・パークが書いた本から引用します。

> ある日のこと、エリーは車道に背を向けて芝生に座っていたが、そのとき、どんな小さな子供でも気づかずにはいないような驚くべきことが起こったのだった。近所に煙突の火事があって、本ものの赤い消防自動車が、けたたましい音をたてて静かな道を登ってきたのだ。それなのに、エリーはそっちを見ようとさえしなかった。［パーク 1976：p.103］

エリーは消防自動車の音にまったく反応しませんでした。突然の大きな音にまったく反応しないのは恐怖を感じないように音を遮断しているからです。自閉症の子どもは突然の大きな音でパニックになることもありますが、突然の大きな音にまったく反応しないこともあります。遮断できる音と遮断できない音があるようです。

自閉症の子どもは恐怖の世界に住んでいるので、何も問題はありませんというポーカーフェイスでサバイバルしています。そしてこれは、意識してではなく、恐怖や過剰な感覚が意識の層まで届かないように脳が遮断しているからです。

恐怖や過剰な感覚が意識の層まで届かないように遮断されているので、多くの自閉症の男の子は何不自由なく幸せに育った貴公子のような顔立ちになります。また、多くの自閉症の女の子は妖精のような美しい子どもになります。

以上、感覚過敏と感覚鈍痲も刷り込みの障害にともなう恐怖が原因であることを示しました。

六　性への関心の薄さ

アスペルガー症候群の夫婦が書いた『モーツァルトとクジラ』という本によると、著者である夫婦が所属していた自閉症の当事者の会では、女性会員は結婚している人が大半で、半数以上に子どもがいて、孫がいる人も2人いたそうです。女性は求婚される側で、断るのが苦手なので結婚をしている人が多いということです。それに対して、男性で結婚している人は80人に1人だったそうです。男性は求婚する側ですが、デートの申し込みさえも難しくて、結婚している人がほとんどいないということでした。〔ニューポート他2007：pp.265-269〕

このアスペルガー症候群の夫婦は、1回目の結婚生活は、お互いに干渉しすぎてうまくいかず離婚していいます。しかしその後、よりを戻して2回目の結婚生活は、お互いが距離を保って相手の世界を尊重する夫婦として暮らしています。

精神科医の内海健から引用します。

自閉症スペクトラムは基本的に、性的なことに疎い。セクシャリティというものを、あまり感じさせない。ただし、恋もしていないのに、恋をしているかのような関係に陥ることはある。周囲が気をつけてあげるべきことは、彼女たちが無防備であるということである。相手が自分に対して性的な欲望をもっていることであるとか、自分が今、性関係が結ばれやすい状況にいることがわからずに、不本意に、肉体関係が生ずることがある。［内海 2015：p.257］

定型の人は思春期になると恋愛や性的なことに敏感になります。子孫を残すという繁殖はほとんどの種にとって最大といえるほどの重要なイベントだからです。しかし内海は、「自閉症スペクトラムは基本的に、性的なことに疎い。」と書いています。

テンプルは「私は恋に落ちたことがありません。恋に落ちて有頂天になるということがどんなことかわからないのです。」［サックス 1997：p.298］と語っています。

アクセル・ブラウンズは、色々な人から「彼女はいるか？」と聞かれるので、「彼女がいますと他の人にいえるようになるために、彼女が欲しい。それ以上のものはいらなかった。」［ブラウンズ 2005：p.387］と書いています。それ以上のものとは、キスをしたり、抱いたり、寝たりといったことです。彼女が欲しかったのですが性的な関心はありませんでした。

アクセルは女の子が可愛いかどうかを判断する感覚を持っていません。19歳の夏休みに家族と休暇で海に行ったとき、その海で彼女ができました。お兄さんから彼女は可愛いかどうか尋ねられましたが、可愛いかどうかわからないのを隠すために、「明日一緒に海岸に行って、自分で見てみたら」と返事をして切りぬけます。翌朝、お兄さんは彼女を見て言葉が出ませんでした。とんでもなくかわいかったのです［同：pp.415-416］。

アクセルが夜の散歩をしていると、その彼女がモデルとして頼まれていたカメラマンの男と2人で歩いているのを見かけました。そして、カメラマンにちっとも嫉妬しなかったことに気がつきました。アクセルは、「僕は人生のどんな課題も成し遂げてきたけれど、たった一つ失敗したことがある。感情は丸暗記するわけにはいかないのだ。」［同：p.460］と書いています。アクセルには恋愛感情はありませんが、嫉妬というさいなまれるような感情もありません。

自閉症の人には、性的なことに疎かったり、性的なことに関心が無かったりという特徴があります。これは「性刷り込み」の障害として理解することができます。

以上、自閉症の代表的な6つの特徴をすべて刷り込みの障害として理解できることを示しました。そして、これまでの自閉症の間違った理解を訂正し、自閉症の正しい理解を示しました。

第七章　後期発症タイプの自閉症

自閉症には早期発症タイプと後期発症タイプという2つのタイプがあります。

早期発症タイプというのは、お母さんに抱かれるときに抱かれることを予期した反応を示さなかったなど、生後早期から刷り込みの障害が現れているタイプです。

後期発症タイプというのは、お母さんと目を合わせて笑うなど母子関係に特に問題がなく、言葉も出ていて発達にも特に問題がなかった乳幼児が、母子関係が失われ、言葉が失われ、それまで出来ていたことも出来なくなって自閉症と診断されるタイプです。

後期発症タイプの自閉症の子どもは、発症するまでは母子関係が成立しています。したがって、後期発症タイプの自閉症は刷り込みの障害が原因とは言えません。自閉症の原因は刷り込みの障害のはずですが、これはどういうことでしょうか？　これから後期発症タイプの自閉症を検討します。

（後期発症タイプの自閉症は発達が途中から後退するので、日本では折れ線型自閉症と呼ばれていています。下の子どもが生まれたときに現れる赤ちゃん返りと呼ばれている後退は母親をより強く求めるようになりますが、後期発症タイプの後退は母親から離れていきます。）

一　後期発症タイプ

後期発症タイプは自閉症の約3分の1と言われています。3分の1といっても、典型的な自閉症の3分の1という意味です。後期発症タイプの自閉症を発症すると、言葉が失われてそれまで出来ていたことも出来なくなるので、アスペルガー症候群や高機能自閉症とは診断されません。

かつては、後期発症タイプの自閉症の子どもは重度のままだと考えられていました。しかし、劇的に改善をするケースもあることがわかってきました。杉山登志郎は「早期の治療的介入が劇的な成果を上げたという症例報告は折れ線型のものが多いのである。」［杉山 2000：p.57］と書いています。

次に、後期発症タイプの例を紹介します。

1．アン-マリーとミシェル

キャサリン・モーリスの『わが子よ、声を聞かせて』という本は、姉のアン-マリーと弟のミシェルが後期発症タイプの自閉症を発症し、その回復にむけてのたたかいの記録です。

アン-マリーはひとりでじっと座っておとなしく遊んでいる赤ちゃんでした。床にマッチ箱が落ちていても、いたずらをする心配もないような、手のかからない赤ちゃんでした。しかし、よく泣く赤ちゃんでした。母親のキャサリンは慣れないものに対する怖れがあると気がつきました。ひとりでおとなしく遊んでいて慣れないものへの怖れがあったというのは、若干、刷り込みの障害がうかがえます。次は1歳3ヵ月のときの様子です。

父親が帰ってくるとドアまでヨチヨチ歩いていって両手を揚げ、「パパ！」と言っていたのを思い出す。一歳三か月の、パパのお気に入りの娘だった。

それに、私を捜して台所にやってきて、夕食を作っている私の両脚に抱きついて大きな真剣な目でじっと見上げ、にこっと小さく笑うこともたびたびあった。［モーリス 1994：p.21］

1歳3ヵ月のアン-マリーには親子関係が生まれていました。親子関係が生まれていたので、孤立というカナーの自閉症の診断基準にあてはまりません。しかし、アン-マリーが1歳半になるころ、お母さんのキャサリンは心配になってきました。

望んでいるような進歩は見られなかった。それどころか、もっと黙りこくって不きげんになっていくように思えた。そして、とくにひどく腹を立てた時や激しく泣いた時には、床に頭をぶつけるようになっていた。［同：p.29］

キャサリンは乳幼児の発達の本を読みあさりました。しかし、参考になるようなことは何も書いてありませんでした。普通に育てられている子どもで、黙りこくって不きげんになっていき、床に頭をぶつけるようになる子どもはいないからです。

そこで医学書を読みました。そして自閉症という言葉に出会います。1歳半の検診で病院に行ったときに「もしかして……自閉症である可能性は？」と尋ねましたが、医者はすぐに否定しました。しかしそのあと、「アン-マリーはわたしたちから離れていっている。どんどん遠ざかっていってい る。」［同：p.40］と書いているように、親子関係が失われていきました。そして1歳9ヵ月のときに自閉症と診断されました。アン-マリーは、1歳半では自閉症であることを否定されましたが、3ヵ月後の1歳9ヵ月では自閉症の診断基準を満たすようになっていました。次は弟のミシェルです。

ミシェルはアン-マリーの経過とはずいぶんいろいろな面で異なっていた。アン-マリーは引きこもりが目立ったが、ミシェルはもっと社交的だった。両腕を上げて抱っこされたがり、笑顔も見せたし、大きく笑ったりもした。視線を合わせることも問題ないようだった。［同：p.276］

ミシェルは社交的で抱っこが好きで、1歳の誕生日には「ノー」が言えました。しかし、それから言葉はほんの少ししか増えませんでした。1歳半ではつま先歩きが少し増えてきて、両親以外の人にはあまり興味を示さなくなっていました。

1歳7ヵ月のときに、アン-マリーが検査に行った病院で、少し心配だったので、ついでにミシェルの検査をしてもらいました。その結果「意思伝達と社会性の面で、年齢にふさわしいレベルから約6ヵ月遅れています」と言われましたが、「今日のところは自閉症には見えません」と言われました。次は2歳になるころです。

そして日増しに激しく泣き叫ぶようになっていた。何かできないと、かんしゃくを起こしてますます暴れるようになった。つま先歩きも目立ってきている。私とは目を合わせるが、ほかの誰にも関心をしめさない。[同：p.283]

ミシェルは、1歳7ヵ月のときは自閉症とは診断されませんでしたが、それから5ヵ月後の2歳のときに自閉症と診断されました。

アン-マリーは、赤ちゃんのころからひとりで遊んでいるとか慣れないものへの怖れがうかがえるなど、多少は刷り込みの障害をうかがわせる行動がありました。しかし、1歳前のミシェルには刷り込みの障害をうかがわせるような行動はありませんでした。

2. 発症の契機

アン-マリーやミシェルは、特にこれといったきっかけ（契機）はなく、徐々に後退をして自閉症と診断されました。しかし、自閉症を発症した契機がはっきりしているケースがあります。北畠道之［1993］とフランスのアルフレッド・ブローネ［1993］から自閉症を発症した契機をまとめました。

・母の入院
・なついていたお手伝いさんがやめた
・祖父母の死
・弟や妹の誕生
・引っ越し
・突然の激しい恐怖（注射、予防接種、サイレンの音）
・耳炎、小児特有の病気など
・外科手術

母の入院、なついていたお手伝いさんがやめた、祖父母の死などは精神的ショックになります。弟や妹の誕生も幼い子どもにとっては精神的ショックやストレスになります。引っ越しというのも、環境の全面的な変化なので、幼い子どもにとっては精神的ショックやストレスになる可能性があります。注射や病気や外科手術も精神的ショックやストレスをともないます。したがって、精神的ショックやストレスが契機となって自閉症を発症していることになります。

3. 全面的恐怖症の発症

イアンの叔父ラッセル・マーティンが書いた『自閉症児イアンの物語』のイアンは、抱っこが好きで愛嬌のある子どもでした。また、生後11ヵ月で歩くなど、発達にも問題はありませんでした（しかし、生後1歳6ヵ月で初めて話した言葉はママでもミルクでもなくCOW（雌牛）でした）。

1歳7ヵ月のときに三種混合ワクチンの予防接種の4回目を受けました。それからぐっすり寝て、起きたのは翌朝でした。医師にそんなこともあるかもしれないと言われていたので、両親は発熱していないかときどき確かめるだけで特に心配していませんでした。翌朝起きるとイアンは元気そうでした。しかし、以前とはまったく違った子どもになっていました。

まったく言葉を話さなくなり、さまざまなものに怯えるようになりました。以前は好きだった隣人たちが家に入ってくると恐ろしい悲鳴をあげました。覚えている道から車が少しでもそれると、激しく泣きだしてとまりませんでした。それまではじょうずにスプーンを使って食べていたのに指で食べるようになりました。しかも、いくつかの決まりきったものしか食べなくなりました。おもちゃを幼児とは思えないほどまっすぐに並べました。新しい子ネコには目もくれず、以前は仲良しだった犬も目に入らないようでした。家では自室にこもり、子ども用のマンガのビデオを何回も何回も繰り返し見るようになりました。お風呂に入ってから寝るまでの儀式もこまかく決まっていて、寝るときは父親がそばにいて決まった歌のレコードをかけなければなりませんでした。

イアンは様々なものに怯えるようになり、あるものは無視するようになりました。全面的恐怖症といえるほど広範囲に恐怖症が広がっています。また、覚えている道から車が少しでもそれると激しく泣いたり、いくつかの決まりきったものしか食べなくなったり、寝るまでの儀式も決まっていたりといった同一性への固執も生まれています。同一性への固執が生まれているのは、イアンの世界が恐怖の世界になっていることを現わしています。

イアンは全面的恐怖症を発症して自閉症になっています。したがって、全面的恐怖症の発症が後期発症タイプの自閉症を発症する原因になっています。

4. パニック障害

恐怖症として代表的なものにパニック障害があります。おもに青年期に発症しますが、子どもも発症することがあります。そして発症する原因は、身近な人の死、ペットの死、両親の離婚などのショックとなる出来事だけではなく、睡眠不足、風邪、日常生活のストレス、疲労なども原因になります。さらに、就寝前とかリラックスをしているときに発症することもあります。

パニック障害を発症する契機と後期発症タイプの自閉症を発症する契機はショックやストレスという点で重なっています。また、睡眠不足、風邪、疲労などでも発症し、リラックスをしていても発症するというのは、特に発症の契機がないアン-マリーやミシェルの例と重なっています。

アン-マリーは黙りこくって不機嫌になり、床に頭をぶつけるようになりました。ミシェルは日増しに激しく泣き叫ぶようになり、つま先で歩くようになりました。床に頭をぶつける自傷やつま先歩きは、いずれも恐怖が原因となって生まれる行動です。したがって、2人ともはじめになんらかの恐怖症を発症し、その恐怖症が徐々に広がって、イアンと同じように全面的恐怖症になって自閉症を発症したと考えられます。

二　全面的恐怖症と自閉症

1. 恐怖への戦略

私が中学1年生の時です。家の近くを流れる川の上流に山田の滝と呼ばれている滝がありました。夏のある日、友だち5、6名と山田の滝に泳ぎにいきました。友だちの1人は、10メートルはあろうかという、滝の一番上から滝壺に飛び込みました。私も滝の一番上に登って下の滝壺を見ました。すると、実際は大きな滝壺なのですが、滝壺が小さく見えました。ちょっとでも飛び込むのを間違えると滝壺を取り巻く岩に頭をぶつけそうな、そんな小さな滝壺に見えました。滝の一番上から飛び込むなんてあまりにも危険に思えてとても無理でした。

そこで、3メートルぐらいの高さにある岩棚から飛び込むことしました。下から見ると、自分の目線からは2メートルもない高さです。たいして高くありません。その岩棚に登って下を見ました。岩棚の上に立つと目線が下から4メートルほどの高さになりました。下から見たときよりもとんでもなく高いのです。飛び込もうとしても、飛び込もうとしても、恐怖で身体がすくんで飛び込めませんでした。

しかしそれでやめる訳にはいきませんでした。どう考えても危険はありません。どう考えても危険がない3メートルぐらいの岩棚から怖くて飛び込めないというのでは臆病者になってしまいます。どうしても飛び込まなくてはなりません。しかし、そんな自分の意志にもかかわらず、恐怖で身体がすくんでどうしても飛び込めませんでした。

飛び込もうとすると恐怖が湧いてきます。どんなに頑張っても恐怖には勝てませんでした。そうやって岩棚の上で苦戦をしていると、飛び込もうとすると恐怖が湧いてきて、飛び込もうとするのを止めると恐怖が引っ込むことがわかりました。そこで、飛び込むことを考えないようにしました。そして「飛び込まないよ！　立っているだけだよ！」という振りをしました。そして、周りの景色を「いい眺めだな！　綺麗だな！」と眺めました。

そうやって、飛び込もうと意識をしないようにして岩棚の上に立っていました。そして、ひょいっと、飛び込みました。そのあとも同じようにして飛び込みましたが、すぐに恐怖が湧いてこなくなり普通に飛び込めるようになりました。

2．意識を閉ざす

私は滝壺に飛び込もうとしましたが、恐怖が湧いてきて飛び込めませんでした。そこで、飛び込もうと意識をしないようにして滝壺に飛び込みました。つまり、怖いことを意識すると恐怖が湧いてきて、怖いことを意識しなければ恐怖は湧いてこないということになります。

したがって、恐怖の世界をサバイバルする戦略は怖いことを意識しないという戦略になります。そして、全面的恐怖症を発症すると何も意識をしないという戦略を採用することになります。何も意識をしないという戦略、すなわち意識を閉ざすという戦略を採用することで恐怖が湧いてこなくなります。

意識を閉ざすというのはどういうことなのかという疑問があるかと思います。たとえば、自動車の運転を習っている初心者は「キーを回してエンジンをかけて、それからギアを入れて」と、ひとつひとつ意識をして操作をします。それで動作がぎこちなくなります。しかし、自動車の運転に慣れてくると、意識をしないでも身体が動くようになります。自動車の運転では、自動車の操作を意識するとはかえって邪魔になります。このように、意識をしないでも身体が自然に動くというのは私たちに普通に備わっている脳の機能です。

しかし、自動車の操作を意識しなくても、何も意識をしないということではありません。助手席に座っている人と話をしたり、「今日は道が混んでいるなー」とか、様々なことを意識しています。何も意識しないというのは容易ではありません。

何も意識しないというのは禅の無念無想と同じです。「心頭滅却すれば火もまた涼し」という境地です。しかし、無念無想という状態をある程度の時間維持するのは至難の業です。おそらく、言葉を身につける過程にいる幼児は容易に意識を閉ざすという戦略を採用できるのだと推測します。

したがって、全面的恐怖症を発症した幼児は意識を閉ざすことで全面的恐怖症の世界をサバイバルしていることになります。そして、意識を閉ざしているので言葉を使えなくなります。

(早期発症タイプの自閉症の場合も、意識を閉ざすことで恐怖の世界をサバイバルしていると考えます。それで、内言語が育っても言葉がなかなか出て来ません。これは、本人が意図的に意識を閉ざしているというよりは、脳が防衛反応として意識を閉ざしていると考えます。)

また、全面的恐怖症を発症しているので家の中でさえも恐怖の世界です。母親を認知しても、母親のそばにいても、母親に抱かれても、安心が生まれません。それまで安全基地として機能していた母親が安全基地として機能しなくなります。母親が安全基地として機能しなくなるので、母親に頼るという母子関係が失われます。

また、意識を閉ざしていても全面的恐怖症はそのままなので、恐怖の世界から回避するようになります。それで、それまで出来ていたことも出来なくなり、ほとんど何も出来なくなります。

こうして、幼児が全面的恐怖症を発症すると、言葉が使えなくなり、母子関係が失われ、ほとんど何も出来なくなり、自閉症の診断基準を満たすようになって自閉症と診断されるようになります。

3．団塊の世代

第一章で書いたように、団塊の世代には自閉症の子どもはほとんどいません。したがって、後期発症タイプの自閉症の子どももほとんどいません。

団塊の世代に後期発症タイプの自閉症の子どもがほとんどいないのは、団塊の世代の幼児は注射や引っ越しなどでは恐怖症を発症していないからです。したがって、団塊の世代の幼児には、多少の精神的ショックやストレスがあっても恐怖症を発症しないだけの精神的な強さがあったことになります。

しかし、団塊の世代の後の幼児は、注射や引っ越しなどで恐怖症を発症して自閉症になる幼児がでてきました。したがって、団塊の世代の後の幼児には、注射や引っ越しといった小さな精神的ショックやストレスで恐怖症を発症するという精神的な弱さがあったことになります。では、精神的強度を決定している要因は何なのでしょうか？

4．母親の認知が恐怖を抑えているという構造

たとえば、地震で家が倒壊したとします。倒壊した家は、その家の構造にその地震に耐えるだけの強度がなかったのが原因です。それに対して、倒壊しなかった家は、その家の構造にその地震に耐えるだけの強度があったことになります。

第二章で、乳幼児は母親を認知できないと恐怖が生まれ、母親を認知すると安心が生まれるということを示しました。そして、「母親の認知が恐怖を抑えているという構造」が精神内部（脳）に形成されていると解釈しました。

この構造は刷り込みによって生まれます。したがって、母親の刷り込みが完全であればこの構造が正常な強度になります。しかし、母親の刷り込みが完全でなければこの構造が正常な強度よりも弱くなります。

団塊の世代の幼児は、母子同床で刷り込みが生後早期に生まれていたので、完全な刷り込みができていました。それで、この構造に正常な強度があったので、小さな精神的ショックやストレスでは恐怖症を発症する幼児はいなかったのです。

それに対して、団塊の世代の後の幼児は、刷り込みが遅れて完全な刷り込みができなかった子どもがいたのです。それで、この構造に正常な強度がなかったので、小さな精神的ショックやストレスで恐怖症を発症した幼児がいたのです。

したがって、後期発症タイプの自閉症を発症するかしないかの精神的な強度を決定する要因は、刷り込みが完全だったか完全でなかったのかの違い、刷り込みが早期に行われたか遅れたかの違いということになります。

三　自閉症の子どもの発達と回復

1．早期発症タイプと後期発症タイプの違い

早期発症タイプの自閉症の子どもは、母親の刷り込みに障害があるので、母親が安全基地として機能していません。恐怖の世界にいるので、恐怖が意識の層に届かないように意識が閉ざされています。後期発症タイプの自閉症の子どもは、全面的恐怖症を発症しているので、母親が安全基地として機能しなくなっています。恐怖の世界にいるので、恐怖が意識の層に届かないように意識が閉ざされています。

したがって、早期発症タイプの子どもも後期発症タイプの子どもも、母親を頼らず、出来ることが限られ、言葉が使えないという同じ症状になります。そして、自閉症は症状だけで診断をするので自閉症という同じ診断名になります。

しかし、早期発症タイプと後期発症タイプは同じではありません。後期発症タイプの子どもは、自閉症を発症するまでは、母親への信頼が生まれていて母親が安全基地として機能していたからです。したがって、後期発症タイプの自閉症の子どもは刷り込みの障害としては軽度です。

2. 恐怖症の治療

『愛の奇跡』のアンは早期発症タイプで、1952年にイギリスで生まれています。イギリスでも自閉症はほとんど知られていませんでした。アンが18歳のときに、イギリスで自閉症が注目されるようになりました。そして、子どものころに重度の自閉症だったアンが、自閉症児を救う会の活動を手伝うなど、めざましく成長していることが新聞で報道されて大きな反響が生まれました。それがきっかけとなって、父親のジャックが書いていた日記をもとにして新聞記者のコープランドが『愛の奇跡』という本を書きました。そして、アンは自閉症の子どもの親の希望の星になりました。

アンは、7歳になってもまったく言葉はなく、哺乳瓶をくわえて椅子に座って身体をゆすっているだけでした。しかし7歳のときから、父親や母親や兄弟も協力して、アンが抱えていた様々な恐怖症の治療を行いました（詳細は第八章）。そして、家族で教育も行い、8歳になってから言葉を話せるようになりました。成長すると、アンは仕事をして自動車の運転もするようになりました。典型的な自閉症の子どもだったアンの場合はこれだけでも奇跡とみなされました。

後期発症タイプのアン-マリーとミシェルは全面的恐怖症を発症しています。そして、2人にも様々な恐怖症の治療が行われました（詳細は第八章）。そして、2人とも自閉症の診断基準から外れるほど劇的に回復しました。

3. 自閉症からの回復

早期発症タイプのアンには刷り込みの障害があります。それで、アンは奇跡と呼ばれるような成長をしましたが自閉症の特徴が残っています。アンは自閉症から回復したとはみなされていません。アンの母親は、「正常な大人になってくれることを望みます。全く正常は無理としても、ほぼ正常な生活を送ってくれたらと思っています。」〔ジャック・ホッジス手記&J・コープランド 1977：p.208〕と語っています。

それに対して、アン-マリーとミシェルは、乳児期には正常に近い、あるいは正常な発達をしていました。したがって、刷り込みの障害としては軽度です。刷り込みの障害としては軽度だったので、早期に恐怖症の治療が行われたことで、2人とも自閉症の診断基準から外れるほど劇的に回復しました。

自閉症は治らないとこれまで考えられてきました。しかし、後期発症タイプの自閉症の場合は、早期に恐怖症の治療を行えば、自閉症が治ったと言えるような劇的な回復をすることになります。自閉症の子どもに対しての恐怖症の治療を次の第八章と第九章で詳しく紹介します。

以上、後期発症タイプの自閉症も刷り込みの障害が原因で発症することを示しました。したがって、「自閉症予防の5カ条」が普及すれば、早期発症タイプの自閉症だけではなく後期発症タイプの自閉症も予防できるようになります。

第八章　効果的な支援（1）

私が自閉症の研究を始めたのは、自閉症には恐怖がともなうと気がついたことがきっかけでした。そして、これまでの自閉症の理解に間違いがあることに気がつき、自閉症の理解を改めなければならないという使命感が生まれました。

そのようなわけで、自閉症の研究を始めたときから、自閉症にともなう恐怖をどうすればよいのかという課題を抱えていました。そこで、恐怖や恐怖症に関する本を読みました。すると、ほとんどの恐怖症が治療できるようになっていることがわかりました。

また、アンという重度の自閉症の子どもが抱えていた様々な恐怖を恐怖症として治療していた『愛の奇跡』という本が見つかりました。そして、様々な恐怖症を治療したアンが奇跡と呼ばれるような成長をしていました。それで、自閉症の子どもが抱えている恐怖も恐怖症として治療できることがわかりました。そして、恐怖症として治療することが自閉症の子どもの発達に効果があることがわかりました。

はじめに、恐怖症の治療とはどのようなものなのか紹介します。次に、『愛の奇跡』のアンと、『わが子よ、声を聞かせて』のアン=マリーとミシェルに行われた恐怖症の治療を紹介します。そして最後に、重度の自閉症の子どもだったテンプル・グランディンがなぜ大学教授になるほど成長できたのか検討します。

一　恐怖症の治療

手を執拗に洗い続けるといった強迫性障害は恐怖症の一種です。強迫性障害は精神分析でも心理療法でも治せませんでした。それで、治すのは難しいと考えられていました。しかし、１９６６年に大躍進が起こり治療法が見つかりました。しかも、その治療法はいたって簡単なものでした。入院している患者が手を洗うなどの強迫行動をするのを、24時間、妨害するだけで急速に改善しました。そして、その効果は一時的ではなく長く続きました。強迫性障害の治療法が発見されたことで恐怖症の治療が大きく前進しました。［リー・ベアー 2000：p.68］

1．不潔恐怖症を発症した少女

不潔恐怖症を発症した少女の例を紹介します。［J・S・マーチ他 2008：訳者の「あとがきにかえて」］

・11歳：本を素手で触りたくないとビニール袋を使うようになる。学校や友達が汚いと登校をしぶるようになる。
・小学6年：祖父母も汚いと避けるようになる。教室に入れなくなり特別室登校になる。
・中学1年：父親も汚いと避けるようになる。学校に行けなくなる。
・14歳：妹と一緒の子供部屋は嫌だというので、家を改築して少女専用の部屋を作る。自室を清潔区域と不潔区域に分けるようになる。徐々に清潔区域が狭くなり、ベッドから降りられなくなり、紙オムツをするようになる。排泄を避けるようになり食事も少量しか食べなくなる。

この少女は11歳のときに不潔恐怖症を発症しました。始めは通常の生活がおくれていましたが、不潔恐怖症の対象が広がっていきました。家族は少女の訴えを受け入れて、家を改築して少女専用の部屋を作りました。しかし、ベッドから降りられなくなり、紙オムツになってしまいました。16歳で訳者のもとに受診し、認知行動療法で5ヵ月目には塾に通い始めました。そして、単位認定制の高校へ入学し、治療を継続して徐々に年齢相応の生活ができるようになりました。しかし、不潔恐怖症が5年も放置されていて重度になっていたため、治療にはかなりの時間がかかりました。

恐怖症の場合、本来の人格と恐怖症の人格という2つの人格に分けて考える必要があります。この少女の例では、家族全員が優しく、改築して少女専用の部屋を作るなど、少女を尊重していたというよりは少女の恐怖症の人格を尊重していました。恐怖症の治療では、恐怖症の人格ではなく本来の人格を尊重します。

次に、恐怖症治療の３つの要素を紹介します。

２．恐怖症治療の３つの要素

１．エクスポージャー法（直面法）

恐怖症の治療は怖れている対象に直面して立ち向かうというのが基本です。恐怖症は怖れている対象から回避しているとなかなか治りません。怖れている対象に直面して立ち向かうというのがエクスポージャー法です。

怖れている対象に直面して立ち向かうといっても、なにもライオンに立ち向かうということではありません。ライオンに立ち向かったら大変です。犬が怖くて子犬でも怖がるのであれば、子犬に触ったり子犬をなでたりするのが、怖れている対象に直面して立ち向かうという意味になります。犬恐怖症の人は子犬に触るのもライオンに触るぐらい怖いのです。しかし、子犬に触っても怖れているようなことは何もおきません。

恐怖症というのは怖れる合理的な理由がない物事に恐怖を感じることを指します。ですから怖れている対象に直面して立ち向かっても怖れているようなことは何もおきません。「怖れているようなことは何もおきなかった！　大丈夫だった！」という経験をして、大丈夫だということを身体が実感すれば恐怖を感じなくなります。また、恐怖を感じるのではないかという恐怖心も生まれなくなります。恐怖を感じなくなり、恐怖を感じるのではないかという恐怖心が生まれなくなれば恐怖症の治療は終わりです。

（怖れている対象に直面しやすい恐怖症は治療しやすいです。しかし、音への恐怖症のような、怖れている対象に直面しにくい恐怖症は治療しにくいです。治療をするには工夫が必要になります。）

2．スモールステップ法とフラッディング法

怖れている対象に直面する方法には、スモールステップ法とフラッディング法という2つの方法があります。

スモールステップ法というのは、あまり恐怖を感じないレベルからはじめて、ステップごとに恐怖を克服して自信をつけてから、次のステップに進むという方法です。犬恐怖症であれば、ゲージに入った子犬を見るというようなことから始めます。スモールステップ法は患者の負担は軽いですが、手間と時間がかかります。

フラッディング法というのは、怖れている対象にいっぺんに直面して立ち向かうという方法です。犬恐怖症であれば初めから大きな犬に触ります。フラッディング法を採用できれば1～3回といった短期間で恐怖症を治療することができます。

3．支援者

恐怖症の治療を自分ひとりで行うのは難しいです。というのも、恐怖というのは自分ひとりでは立ち向かえないほどの強力な力を持っているからです。

そこで、だれか信頼できる人が一緒にいてくれるとやりやすくなります。さらに、「大丈夫！　頑張って！」と励ましてくれるともっとやりやすくなります。そして、頑張った後に「すごーい！　頑張ったね！」とほめてくれると、頑張って恐怖を克服したことが強調されます。そして、「頑張って良かった！　もっと頑張ろう！」と、さらに恐怖に立ち向かう意欲が生まれます。

こういった、そばにいてくれて、励ましてくれて、ほめてくれる存在が支援者です。支援者は治療者でもあります。しかし、治療をする人というよりは、恐怖の対象に立ち向かってたたかう本人を助けて、ともにたたかう人という意味あいが強いです。それで、治療者ではなく支援者と名付けました。介助者と呼ばれることもあります。

次は、恐怖症の治療の３つの原則を紹介します。

3．恐怖症治療の3つの原則

1．勝つ気がないなら始めない

イアン・B・アシュトンはイギリスにある自閉症児専門の寄宿学校の校長です。「勝つ気がないなら始めない」というのはこの学校の基本方針です［アシュトン 1990］。

障害児専門の学童保育所で水分をまったく摂らない子どもがいました。職員がお茶を入れたコップを持って、その子に「飲もう！」と声をかけましたがその子は逃げました。職員は後を追いかけましたが、部屋を半周ほど追いかけてやめました。

その学童保育所には、無理強いはしないという方針がありました。通常だと、無理強いはしないという方針は子どもの人格を尊重した望ましい方針です。しかし、自閉症の子どもに対しては、指導はしても無理強いはしないという方針は逆効果になることがあります。無理強いはしないという方針は自閉症の子どもの恐怖症の人格を尊重した方針になってしまうことがあるからです。

自閉症の子どもが「飲もう！」という職員の指示に従わず逃げたのは、水分を摂るのが怖かったからです。なぜ水分を摂るのが怖かったのかといえば、「学童保育所では水分を摂らない」というのがその子の同一性の固執になっていたからです。学童保育所で水分を摂るのが怖いのです。

職員が「飲もう！」と声をかけたのはお茶を飲むという怖い状況に直面させたことになります。しかし、その子はお茶を飲まないで逃げて終わりました。これは、恐怖症が勝利したことになり、恐怖症を悪化させます。せっかくの職員の指導をしたという努力が逆効果になってしまいます。指導をして途中で止めるのであれば、始めから指導をしない方が良かったのです。これが「勝つ気がないなら始めない」という恐怖症治療の第一の原則です。

恐怖症の治療は恐怖の対象に直面させて克服させる必要があります。克服させるには粘り強く励ましつづける必要があります。それでもだめなときは恐怖症とのたたかいになります。そして、恐怖症とのたたかいに勝って終わる必要があります。たたかいに負けて終わったら、恐怖症が勝利したことになってしまうからです。

たたかいに勝って終わることで、恐怖症に勝ったことになり、その子どもの本来の人格を強化することができます。「勝つ気がないなら始めない」という原則は、「始めたからには勝って終わる」という原則でもあります。

2. ほめて終わる

恐怖感が強くて抵抗が激しく勝って終われないような場合は、スモールステップにしたり、ハードルを下げたり、手伝ったりして、何とかしてほめて終わります。

学童保育所では水分を摂らないという自閉症の子どもには、コップ1杯の水ではなく、スプーンにのせた1滴の水を飲むという課題に下げるという方法があります。そして、1滴の水を飲んだら、その勇気をたたえてほめて終わります。たとえ1滴の水を飲んだということでも、恐怖を克服したというその勇気は十分にほめるに値します。そして、ほめて終わることでその子どもの本来の人格を強化することができます。あとはスモールステップで飲む量を少しずつ増やしていきます。

なんとか工夫をして「ほめて終わる」というのが恐怖症治療の第二の原則です。スモールステップにしてでも、ハードルを下げてでも、手伝ってでも、ほめて終われば恐怖症とのたたかいに勝って終わったことになります。

3．完治するまで続ける

恐怖症の治療をいったん始めたら、まったく抵抗がなくなるまで恐怖症の治療を続けていく必要があります。これが第三の原則です。恐怖症の治療が終わる前にやめてしまうと、「怖かった！ 二度とやりたくない」と、恐怖症が元に戻るだけではなく以前よりも強くなってしまう危険があるからです。

したがって、恐怖症の治療を始める場合は、完治するまで続けるという環境を整えてから始める必要があります。そうした環境を整えることができないのであれば、何もしないというのが次善の策になります。この原則の存在にまだ気がついていなかったころ、私にも反省すべき例がありました。

恐怖症の治療は恐怖症とのたたかいになります。恐怖症とのたたかいには「勝つ気がないなら始めない」という原則があります。そして、「始めたからには勝って終わる」必要があります。そして、小さな勝利でも良いので、たたかいに勝って「ほめて終わる」ことを繰り返します。そして、「完治するまで続ける」ことで恐怖症とのたたかいに最終的に勝って終わることができます。

二 『愛の奇跡』

この本を読んだときに「ついに見つけた！」と思いました。アンの家族はアンが抱えていた様々な恐怖症を克服させていました。そして、アンは奇跡と呼ばれるような成長をしました。アンの家族が行った恐怖症の治療例を紹介します。

1．しごき

アンは7歳になっても、まったく言葉はなく、哺乳瓶をくわえて椅子に座って身体をゆすっているだけでした。外出するときも、哺乳瓶をくわえて乳母車に乗っていました。また、自分では食べないで食べさせてもらっていました。7歳になっても赤ちゃんのようでした。

4歳のときに児童相談所で行われた知能検査はゼロでした。あまりの結果に驚いた職員が口をつぐんで、ずっと後まで知らされなかったそうです［コープランド 1977：p.22］。

（知能検査がゼロでも、それはできることが何もなかったという意味です。知的障害があるという意味ではありません。自閉症の子どもには知的障害はありません。）

アンが5歳のとき、父親が休暇をとって家族で海に行きました。兄弟は砂の城を作って遊んでいましたが、アンは哺乳瓶をくわえたままベビーバギーから降りませんでした。しかし、アンが身体をゆすっていると、ベビーバギーがひっくり返って、アンは砂の上に顔から投げ出されてしまいました。アンは激しく泣き叫び、はい起きて走りました。父親が泣き叫んで走っているアンを抱き上げてベビーバギーに戻しました。ところが30分ほどすると、アンは砂の上に飛び降りて遊び始めました。そして休暇が終わるまで、哺乳瓶をくわえたままでしたが砂浜で遊びました。

アンが7歳になったとき、父親がまた休暇をとって家族でその海に行きました。すると、アンは5歳のときのことを覚えていて砂浜で遊びました。海から帰ると父親のジャックはこのことを考えました。そして、砂浜に投げだされたという偶然に生まれた試練が砂への怖れをぬぐい去ったと考え、試練を自分が与えれば良いのではないかと思いつきました。こうして「しごき」という発想が生まれました。そして、自分では食べないというアンの食事にこれを試すことにしました。

はじめに、いつもの椅子からアンを抱き上げて食事用の椅子に座らせました。アンは泣き叫びました。ジャックはアンを叩きました。

アンは目を大きく見開いて、泣き叫ぶのをやめた。ジャックはスプーンを取ると、無理にそれを手に持たせた。アンは再び「ギャー」と叫び、スプーンを放り出した。父親はピシャと激しく娘を打った。再びスプーンを拾い上げ、娘の手に持たせた。また放り出すと、ピシャと二発目がとんだ。

再び叫びがやんだ。ジャックはスプーンを再び拾い上げ、もう一度、無理やりに持たせた。彼の額には汗が流れていた。彼はスプーンでかゆをすくわせ、無理に口へ運ばせた。口に入れたものを吹き出し、「ギャー」と叫んだが、ほとんどは飲み込んでいた。暴れるたびに、ピシャとやった。段々叫び声はやみ、ジャックはスプーンを持たせた娘の手を上からぎゅっと握り、少しずつ多くの量を口に入れさせることができるようになった。涙で彼の目はかすんでいた。——（略）——

食事が終わる頃には、アン・ホッジスは生まれて初めて自分で食事をするようになっていた。

[同：p.47]

父親は叩いていますが叩く必要はありませんでした。年齢相応のことをやらせるだけで良かったのです。父親は一週間の休暇をとって食事の仕方を教えました。そして、食事の仕方を教えたあと、夫婦でアンの手を取って、いやがりましたが、家の中をすみずみまで連れて歩きました。

アンが恐怖を示していた日用品に手を触れさせようとしたとき、最初はいやがって泣き叫んだ。しかもそういう品物は数え切れないほどあった。とても実行不可能な仕事に思えることもあったが、二人は娘の手首をぎゅっと握り、いやがる度ごとに、おしりを打った。骨の折れる作業だっ

たが、何週間か過ぎる頃には、段々アンの抵抗が少なくなっていった。[同：pp.49-50]

アンは家の中にある日用品でさえも、触ることもできない怖い物が数え切れないほどありました。これほど怖い物に取り囲まれていたら、哺乳瓶をくわえて、椅子に座って身体をゆすっているだけだったというアンの行動も理解できます。こうして様々な恐怖を克服させていくと、アンは庭にひとりで出られるようになり、遊ぶようになりました。そして、鼻と言われて鼻を指すようになり学習が始まりました。

2．犬恐怖症

アンがいろいろな恐怖を克服していたころ、兄が犬を飼いたいと言い出しました。アンが2歳になる前、病院からの帰り道を歩いていると、大きな犬がアンの前に飛び出してきました。アンは「ギャー」と叫び声をあげ、その日は16時間泣き叫びつづけて、泣きくたびれて寝たのでした。それ以来アンは家の外に出られなくなりました。そのあと、哺乳瓶をくわえて乳母車に乗って外に出られるようになりましたが、それが7歳まで続いていました。そんな経緯があったので、犬への恐怖を乗り越えさせれば、さらに飛躍的な前進をするきっかけになるかもしれないと父親は考えました。そして、思いきって試してみることにしました。

父親と兄弟と3人で野良犬や迷子の犬などを収容している「犬の家」へ行きました。そして、おとなしくて子どもに馴れている2歳ぐらいの大きな茶色の犬をもらってきました。しかし兄弟には、もしもアンが犬を受けつけなかったら、犬は返す約束になっていました。犬を連れて家に帰ると、アンは2階にいました。犬はすぐに家に慣れてミルクと食事を平らげて横になっていました。そこにアンが2階から降りてきました。皆が怖れていた「ギャー」という悲鳴はあがりませんでしたが、アンは2階へ逃げ帰りベッドの後ろに逃げ込みました。そこで、父親と兄弟はアンの回復を待つために犬を連れて散歩に出ました。(次の引用に出て来るアイヴィーは母親です)

彼らがもどったとき、アンは自分の小さな椅子に座り、ずっと前に休暇のとき集めた貝がらで遊んでいた。犬を見ると、やはり目を覆って階段の方へ行こうとした。しかし今度は、ジャックが押えてしまった。犬は尾を振って、二人を見ていた。アイヴィーが娘の手をそっと目から離させると、目は固く閉じられていた。男の子たちが犬をアンのところへ連れて行き、アイヴィーが優しくアンの手を取り、犬の背をそっとなでさせた。アンは犬の粗い毛をなで続けた。利口な犬は首を持ち上げ、アンの顔をなめた。アンは目を開け、犬を見た。それから耳を引っ張り、次に尾を引っ張った。脚を触ってみて、犬が手をなめたとき、うれしそうに笑った。[同：pp.61-62]

父親が階段の方へ逃げていこうとするアンを押さえました。これは恐怖の対象に直面させるためです。次に、母親が優しくアンの手を取って犬の背中をそっとなでさせました。これは怖い犬に直接さわらせているのでフラッディング法です。しかし、アンは目をつぶっていました。目をつぶって犬の背中をそっとなでたという要素も入っています。また、母親が手を取っているというのは、スモールステップ法という要素もあったかもしれませんが、アンひとりの力ではできないことを手伝っているという支援という要素も含まれていたはずです。そして最後は、犬が吠えたり噛みついたりしないで、アンの顔をなめて手をなめたというのが決定的でした。

怖れていたようなことは何も起きないで好ましいことが起こりました。この1回の治療でアンの犬恐怖症は克服されました。この犬はラディーと名づけられて、いつもアンのそばにいるようになりました。

3. 赤い色への恐怖症

アンはバスを見ただけでも泣き叫びました。アンを連れて家族で街にでかける時は、家族全員が街まで歩いていくしかありませんでした。ところが半年に一度の病院へ行く日、土砂降りでした。それで行きはタクシーで行きましたが、帰りはタクシー代を払う余裕はありませんでした。

アンが泣くのは我慢をすることにして、バスに乗って帰るしか選択肢はありませんでした。しかし、バスに乗ってもアンは静かでした。不思議に思って考えると、そのときに乗ったバスは緑色のバスだったことに気がつきました。イギリスは赤い色のバスが多いですが、そのときはたまたま緑色のバスだったのです。それで、アンが赤い色を怖がっているということがわかりました。

家族で作戦会議を開きました。最初にお風呂で使う赤いスポンジを買ってきてアンの体を洗うことにしました。はじめ、アンは「ギャー」と叫んで逃げようとしました。しかし叩かれて、そのスポンジで体を洗われました。数日でアンは赤いスポンジを受け入れ、一週間もしないうちにそのスポンジで遊ぶようになりました。（叩く必要はありませんでした。犬恐怖症を治療したときのように、逃げないように押さえているだけで良かったのです。）

次は、赤いソックスと赤いスリッパを買ってきて履かせました。脱ごうとしたらピシャと叩きました。家庭用品は必ず赤い物を買うようにして、家中が赤い物だらけになったそうです。6週間後には、アンは赤い物すべてを受け入れるようになり、赤い物で遊ぶようになりました。

そうやって遂にバスで試すことにしました。しかしバスが来たとき、アンは乗るのをいやがりました。どんなにぶっても泣き叫ぶのをやめさせることは出来ませんでした。皆、すっかりしょげかえって家に帰りました。

どうしてなのか、みんなで長い間考えました。そして、バスは大きいということに気がつきました。壁を赤く塗るという案も出ましたが、母親は家に大きなイギリス国旗があることに気がつきました。

その晩、国旗を居間の床いっぱいに広げて、アンを居間に呼びました。呼ばれて来たアンは立ちすくみました。恐怖の表情が顔にありありと浮かんでいました。みんなで優しくアンを部屋の反対側にいる自分たちの所へ来るように呼びました。アンは長いこと立ち止まっていましたが、そろりそろりとつま先立ちで赤い部分を避けて歩いて来ました。両親はまた反対側に行ってアンを呼びました。何度も、何度も、これを繰り返しました。犬も居間に来て、国旗の上を歩き、国旗の上に横になりました。アンの顔の恐怖の表情は消えていき、笑顔さえ浮かべてこの遊びを楽しむようになっていました。

次の二週間、アンが赤い部分を平気で歩くようになるまで、毎晩同じことを繰り返した。それから、アイヴィーは赤い毛布を買ってきて、床に敷いた。するとアンは少しもためらわずにその上を歩き回った。毛布を床から取り上げて、アンの肩に掛けた。アンに毛布の柔らかさと温かさを膚で感じさせた。アンが毛布にくるまるように仕向け、毛布をベッドに敷いてやった。そのすぐ翌日、もう一度アンをバス停に連れて行った。すると、赤いバスが停車したとき、アンは非常にゆっくり手を伸し、赤い塗装部を触った。そしてすぐアイヴィーの手を取り、無言でバスに乗り込んだ。今度こそ、勝利は間違いなかった。[同：p.84]

赤い色のバスに乗れなかったアンの恐怖症はこうして治療が終わりました。2ヵ月ほど時間をかけて、スモールステップ法と呼ぶにふさわしい方法が使われました。叩くというのは余分でしたが、恐怖症治療の手本となるようなみごとな治療例でした。このあと、8歳のときにアンは言葉を話せるようになりました。

この本のタイトルに『愛の奇跡』とつけられているように、恐怖症の治療は自閉症の子どもの成長に奇跡と呼ばれるような効果がありました。しかし、この本の著者であるコープランドは「実は『褒美と体罰』という、今日自閉症児の効果的訓練法と考えられている方法に、知らずに、巡り会ったのだった。」〔同：p.49〕と書いています。

自閉症児の効果的訓練法というのは行動療法のことです。初期の行動療法は「褒美と体罰」で訓練をするという発想でした。父親のジャックは体罰を使っていたので、著者は「褒美と体罰」で訓練をするという行動療法だと誤解したのです。

また、父親が叩いていたというのも影響したのでしょう。この本は世界中で歓迎されて多くの言語に翻訳されたにもかかわらず、自閉症の世界から忘れられてしまいました。そして、恐怖症の治療が自閉症の子どもに奇跡的な効果があったということも認められませんでした。

（初期の行動療法は「褒美と体罰」で訓練をするという発想で体罰を使っていました。ニンジンと鞭で馬を訓練するという発想と同じでした。しかし、イルカは罰を与えなくても餌の魚だけで訓練できることがわかりました。現在は、「好ましい行動には褒美を与え、好ましくない行動は無視をする」という考え方に変わりました。好ましい行動に褒美を与えることで好ましい行動が増え、自然と好ましくない行動が減るという解釈です。アメリカでは身体に触れることさえも虐待とみなされて認められなくなっています。）

三　『わが子よ、声を聞かせて』

娘のアン-マリーが後期発症タイプの自閉症を発症すると、母親のキャサリンは自閉症の療育法を調べて行動療法にたどり着きました。この本は自閉症の子どもが行動療法によって劇的に回復したという本です。（自閉症の子どもが行動療法によって劇的に回復したというこの本は日本でも大きな反響を呼びました。そして、「つみきの会」という行動療法を普及する親の会が生まれました。）

1. 恐怖症の治療

キャサリンは、行動療法のセラピスト（ブリジット）と言語療法士を雇って、家で行動療法を始めました。行動療法を始める前に、罰は使わないことを取り決めていました。

ブリジッドは床の上で泣いているアン-マリーをイスに座らせました。アン-マリーがイスから下りると、何度でもイスに座り直させました。最初のプログラムは、目の高さにクラッカーを揚げて、もう一方の手でアン-マリーの顎を上げて、「私を見て」というものでした。最初のプログラムが「私を見て」という課題になったのは、母親のキャサリンが「アン-マリーが顔を見るようになって欲しい」と要望したからです。（日本語訳では「こっちを見て」になっていますが、原著は「Look at me」

なので「私を見て」にしました）

アン－マリーは泣いていました。しかし、ブリジットは「私を見て」と指示をして、手で顎を上げて、「良くできたね、アン－マリー」とほめるということを繰り返しました。そうしていると、泣いていたアン－マリーが2時間目にはほとんど泣かなくなりました。

ブリジットはアン－マリーに褒美のクラッカーをあげようとしました。しかし1時間目は、アン－マリーはクラッカーを拒否していました。したがって、ブリジットが行っていたのは褒美を与えて訓練をするという行動療法ではありません。

アン－マリーが泣いていたのは、自分に介入してくる行動療法やブリジッドが怖かっただけではなく、ブリジットの顔を見る「私を見て」という最初のプログラムも怖かったからです。しかし、指示をして、やらせて、ほめるということを繰り返していくと泣かなくなりました。

これは、行動療法もブリジットもブリジットの顔を見るのも怖いという恐怖症の治療が行われていたことを示しています。行動療法もブリジットも怖くないということ、そしてブリジットの顔を見ても怖れているようなことは何も起きないということがわかったので泣かなくなったのです。

ブリジットはアン－マリーが泣いても一歩も譲らず、かといって怒ることもありませんでした。また柔軟性を重視していました。アン－マリーがひとつのおもちゃに興味を引かれていても、時間が来ると、泣いていても行動療法の課題を始めました。そうしていると、アン－マリーはそれほどいやがったり泣いたりしなくなりました。それで母親のキャサリンもやってみることにしました。

新しいズボンやシャツを買ってやると、長い間泣かれるのを覚悟しなければならなかった。どうしたらいいかわからなくて、毎日毎日、二、三通りの服を着せ続けていた。しかし、今度はいくら泣いても平気な顔で、違う服を着せ始めた。いったん始めた私は、セーター、靴、白いソックスの代わりに色つきのソックス、いつものズボンとTシャツの代わりにワンピース、新しいパジャマというように、すべてに広げていった。数週間たつと、アン－マリーは何を着せても平気になった。［モーリス 1994：p.170］

キャサリンは、アン－マリーがいつもと違う服を着るのを怖れるという同一性への固執という恐怖症の治療を行っています。また、アン－マリーは道を歩きませんでした。そこで、ブリジットにどうしたら良いか相談しました。

「そうねえ、私ならかまわず手を引いて歩きますわ。もし、歩道に坐り込んだら、引っ張って立たせます。少しでも自分で前に進めば、いっぱいほめてあげて、泣いてもわめいてもいっさい無視するんです。ずっと泣きやまなくても少なくとも一ブロックはいっしょに歩いてから、家に帰りますわ」［同：p.212］

そこで、キャサリンはやってみました。（次の引用に出てくるダニエルはアン–マリーの兄です）

まさに地獄だった。通りでしゃくりあげるアン–マリー、何度でもアン–マリーを引っ張って立たせ、きっぱりと言い渡す私。「あんよしましょう。さあ、あんよの時間よ。」

通行人がジロジロ見た。

「かわいそうに」

「まあ、かわいそうな子ねえ」

私の額に汗が噴き出た。こんなひどいことを本当にしなければいけないのだろうか？

それも人前で？

「さあ、アン–マリー、あんよの時間よ」

とうとうアン–マリーは数歩前進した。

「すごい！　お利口さん。あんよできたわね。上手にあんよできたわね！」

このやり方は奇跡的に功を奏した。私たちは半ブロック歩いた。アン–マリーはときどき鼻を鳴らしたが、少し落ち着き、自信を持ったようだった。私は娘を抱き上げ、あとを抱っこして帰った。段階的に少しずつ歩く距離を増やしていこうと決めた。今日は半ブロック、明日は一ブロック。大事なのは少なくとも歩き始めさせることのようだった。

一週間のうちに、アン-マリーは私といっしょに、保育園の夏季保育に行っているダニエルを迎えに歩いていくようになった。近所での私のよき母のイメージに小々傷がついてしまった代わりに、アン-マリーをおとなしく、喜んで歩く子にすることができた。〔同：pp.212-213〕

アン-マリーが道を歩かなかったのは道を歩くのが怖かったからです。キャサリンは何度でもアン-マリーを引っ張って立たせて、「あんよしましょう。」と指示をして歩かせて、「すごい！　お利口さん。あんよできたわね。上手にあんよできたわね！」といっぱいほめています。歩かせているのはフラッディング法ですが、半ブロックを歩くことから始めるというスモールステップ法も採用しています。そして、一週間でアン-マリーは喜んで歩くようになりました。

キャサリンは「行動療法アプローチが極端に専制的であるための道徳的やましさも、このやり方が効果的であるという現実の前には薄れつつあった。アン-マリーは急速に進歩している。」〔同：p.172〕と書いています。キャサリンもブリジットも行動療法を行っていると考えています。しかし、行っていたのは行動療法ではなく恐怖症の治療です。そして、アン-マリーは急速に進歩しました。

アン-マリーにはさまざまな恐怖症の治療が行われました。また、行動療法による教育も行われました（行動療法は自閉症の子どもに教育を行うためのスキルです）。そして5歳半のときに、「自閉症の名残は見られない。自閉症を裏付ける行動はない」〔同：p.356〕と診断されました。

2. 弟のミシェル

アン-マリーが劇的に回復したころ、弟のミシェルが自閉症と診断されました。ミシェルが自閉症と診断されると、アン-マリーの療育にたずさわっていたスタッフ全員がミシェルの療育に移行しました。そして、ミシェルの行動療法が始まりました。

最初のレッスンでブリジットがやったのは、ミシェルの前におもちゃをいくつか並べ、繰り返し繰り返し関心を引こうとしたことだけだった。

「ミシェル。こっちを見て、ミシェル！」

ミシェルは最初ブリジットを拒み、押し退けようとした。だが、ブリジットがやめようとしないので、大声で叫び始めた。

ミシェルの怒りはしだいにエスカレートし、泣き声は発作のような激しさになった。床の上をごろごろ転がり、椅子を蹴飛ばし、手当たりしだいに物を投げた。［同：p.295］

ミシェルは来る日も来る日もかんしゃくを起こして暴れて叫んでいました。そして、かんしゃくがやむと、ミシェルはブリジットの言うとおりに、床に足をそろえて椅子に座るようになりました。しかし今度は、来る日も来る日も泣きつづけました。アン-マリーが行動療法で劇的に回復したという経験がなければ途中でやめていたでしょう。

しかし行動療法を始めて1ヵ月後、ついにミシェルは泣きやみました。そして、それまではブリジットが「テーブルを叩いて」と指示をして、ミシェルの手を取ってテーブルを叩かせて、「おりこうさん！」とほめていましたが、ミシェルが自分でテーブルを叩くようになりました。そして、ミシェルに笑い声が戻ってきました。ミシェルはブリジットやキャサリンの指示に応じられるようになり、回復への歩みが始まりました。

グニラ・ガーランドは、かんしゃくは恐怖だったと書いていました［ガーランド2000］。ミシェルのかんしゃくも恐怖が原因です。自分に介入してくる行動療法が怖かったのです。泣いていた原因ははっきりしませんが、泣きやんで笑い声が戻ってきたというのは、それまで恐怖症の治療が行われていたことを示しています。怖れているようなことは何も起きないということ、怖くても大丈夫だということがわかったので、怖くなくなって泣きやんだのです。

2ヵ月後には行動療法のスタッフを増やしました。キャサリンもミシェルと遊びながら色々なことを教えました。行動療法を始めて2年間はミシェルをひとりにしませんでした。

半年後には午前中、ミシェルは母親のキャサリンと一緒に保育園に行くようになりました。ところが、園の初日は最悪でした。ミシェルはパトリシア先生が近付くたびに激しいかんしゃくを起こしました。パトリシア先生はなぐさめることもできません。

保育園の先生はやさしい人ばかりでした。そこで、キャサリンは話し合いの席で「ミシェルは毎日の日課に適応しなければならない。この子のためにルールを曲げてはいけない。」〔モーリス 1994：p.332〕と主張しました。そして、保育園の先生たちも理解してくれました。

だから、子供たちが丸く輪になって座り、パトリシアが歌を歌う〝サークル・タイム〟は全員にとっての試練だった。私は泣くミシェルを膝にしっかり抱き、勝手によそへ行って好きなことをするのは許さなかった。ちょっとでも泣きやんだ時は、小さな声でほめ、励ましてやった。あまりにもひどく泣いて迷惑な時は廊下に連れて出て、「泣くのはやめ」ときっぱり言い、泣きやむまで離さなかった。──（略）──

ある朝、パトリシアは「バスの車輪」という歌を歌っていた。私は泣いてもがいているミシェルを膝に抱えていた。と、突然ミシェルは抵抗をやめ、静かになってパトリシアを見た。ミシェルの両手が上にあがり、パトリシアの身振りをまねして丸い輪を描き始めた。「グーグル、グーグル、グーグル……」幼い声で歌い始めた。「いい子ね、ミシェル！　とっても上手よ！」私はミシェルの耳にささやいた。〔同：pp.332-333〕

泣いていてもほかの子どもたちと同じように参加させていたというのは行動療法ではありません。恐怖症の治療です。

ミシェルは、パトリシアの身振りをまねするようになり、みんなと一緒に歌うようになりました。

ミシェルが身振りのまねをして歌うようになったのは、ミシェルが後期発症タイプの自閉症だったからです。恐怖症の治療を行ったことで、それまでに持っていた能力が表に出てきたのです。(早期発症タイプの自閉症の子どもの場合はこれほど簡単ではありません。恐怖症の治療を行ってみんなと一緒にいられるようになっても、身振りのまねをするスキルも歌を歌うスキルも教える必要があります。そして、手とり足とり教えて、少しでもできたらほめるというのが行動療法です。)

保育園に入って3ヵ月後には、ミシェルはほかの子どもたちと遊ぶようになり、言葉も先生たちにわかるように話せるようになり、先生の指示にも従えるようになり、母親なしでもちゃんとやっていけるようになりました。そして、3歳10ヵ月で、「ミシェルはもう自閉症の診断基準には合致しない」[同：p.356] と診断されました。

四　テンプル・グランディン

テンプル・グランディンは大学教授で、家畜に恐怖や苦痛を与えない畜産関係施設の設計者としても有名です。典型的な自閉症の子どもが奇跡的な成長を遂げたという代表的な人です。テンプルにも恐怖症の治療が行われていたはずですが、テンプルの自伝 [グランディン 1994] には、恐怖症の治療が行われていたことを示すような例はなにも書いてありませんでした。これから、テンプルがなぜ奇跡的な成長を遂げたのか検討します。

テンプルは、1947年生まれで、あきらかに重度の自閉症の子どもでした。テンプルの自伝から引用します。

生涯、施設で暮らすことになるやも、と親に伝えられた幼児が、どうやって〝エキスパート〟に成長して、人を面食らわせることができるようになるのであろう？ 自閉症と診断された子どもが、どうやって現実社会に転生するのであろうか？ 私は今でも、そのことを人に伝えようとするとき、難しさを覚える。しかし、私は生き延び、この社会で充実している。[同：pp.18-19]

健常児は粘土細工を作るのに粘土を使う。私は自分の糞を使い、できた物を部屋中に広げた。パズルをくちゃくちゃに噛んで床に吐き散らした。私は激しいかんしゃく持ちで、止められると手当たりしだいに何でも――それが美術品あろうと、残っていた糞であろうと――放り投げた。いつまでも金切り声をあげ、音に対して気が狂ったような反応を起こしたが、ある状態では耳が聞こえないかのように振る舞った。[同：p.27]

テンプルは自分の糞で遊び、かんしゃく起こすと美術品でも糞でも手当たりしだいに何でも投げるという大変な子どもでした。3歳になっても言葉はありませんでした。
テンプルが3歳のときに神経外科医に行きました。そして、スピーチ・セラピーを勧められて週に

３回通うようになりました。また、お母さんが家庭教師のクレイ先生を雇いました。

１．サリバン先生

アメリカの家庭教師といえばヘレン・ケラー（一八八〇―一九六八）の家庭教師サリバン先生が有名です。

ヘレンは１歳７ヵ月のときに高熱を発して目が見えなくなり耳が聴こえなくなりました。目が見えないので他の人の行動を見て学ぶことができません。耳が聴こえないので言葉で学ぶこともできません。また、ヘレンはかんしゃくが激しくて、両親はかわいがって育てていましたが何も教えることができませんでした。

幼い子どもならかんしゃくを起こしてもそれほど危険はありません。しかし、大きな子どもがかんしゃくを起こすと危険です。妹が生まれたこともあって、両親はヘレンを施設に預けることを検討するほど追いつめられていました。そこで家庭教師を雇うことにし、ヘレンが６歳のときにサリバン先生が来ました。

ヘレンは食事中も立ち歩いて、誰のお皿からでも手づかみで食べ物を取って食べていました。サリバン先生はヘレンの家に来て３日目の朝食のときに、そんなヘレンと格闘して食事のマナーを教えています。その時の様子を『少年少女世界のノンフィクション一〇、奇跡の人ヘレン＝ケラー』から引用します。

ヘレンは、サリバン先生のお皿に手をさしだすと、たまごやきをつかもうとした。とたんに、サリバン先生は、その小さな手をはらいのけた。

ヘレンは、また手をのばして、つかもうとした。すると、サリバン先生は、こんどはその手をぴしゃりとつよくたたいた。

ヘレンは、けだもののような声をあげると、いきなり床にひっくりかえって、手足をバタつかせながら、あばれはじめた。自分の思うとおりにいかなかったので、またいつものかんしゃくが、はじまったのだ。——(略)——

サリバン先生はヘレンのそばへいくと、だきおこして、ヘレンの席につれていき、いすにすわらせた。ヘレンは、すわるまいとして、足をバタバタやってはあばれようとする。しかし、サリバン先生は、しっかりヘレンをおさえつけて、動かさない。——(略)——

サリバン先生は、いくどもいくどもしっぱいをしたあとで、どうやらスプーンをヘレンの手ににぎらせることができた。

サリバン先生は、自分の手をヘレンのスプーンをもった手にそえて、お皿のいりたまをスプーンにいれさせてみた。

スプーンに、いりたまをすくうと、あいかわらず自分の手をそえたまま、ヘレンの口にスプーンをはこぼうとした。すると、ヘレンはいきなり、そのスプーンを力いっぱい床にたたきつけたのである。

サリバン先生はひとこともいわずに、あいかわらず、つよい力でヘレンをかかえたまま、すわっているいすからひきずりおろすと、床にかがませて、投げすてたスプーンをひろわせようとした。

ヘレンは、ひろうまいとする。しかし、先生はつよい力で、とうとうヘレンにスプーンをひろわせると、もとのいすにすわらせた。［バージニア・ポーター 1964：pp.32-33］

サリバン先生はアンの父親と同じことをしています。さらに、投げたスプーンをヘレンに拾わせるなどもっと徹底しています。ただし、アンの場合は恐怖症の治療とマナーの教育が行われていますが、ヘレンの場合はマナーの教育が行われただけで恐怖症の治療は含まれていません。

幼い子どもであれば、食事中に立ち歩いて他の人のお皿から手づかみで食べ物を取って食べていても許されます。しかし6歳の少女であれば、このような振る舞いは社会に受け入れられません。可哀そうな子どもだと同情されるか、好奇の目や侮蔑の目で見られるだけです。社会の一員として受け入れられるには年齢相応のマナーを身につけている必要があります。サリバン先生は、ヘレンの我がままを認めることはヘレンのためにならないと主張し、ヘレンの父親もサリバン先生の主張を認めざるを得ませんでした。

サリバン先生は「彼女に髪をとかしたり、手を洗ったり、靴のボタンをかけたりする、ごくごく簡単なことをさせるにも、力づくでしなければなりませんでした。」［サリバン 1973：p.19］と書いています。サリバン先生は、裕福な家庭の少女としてふさわしいマナーや、日常生活に必要なことや、編み物や鬼ごっこなどの遊びも教えました。

そして何よりも、指話文字を教えたのが決定的でした。ヘレンは指話文字をマスターしてサリバン先生や母親や父親と会話ができるようになりました。（ヘレンの両親も指話文字を学びました）

また、点字を学んで本を読めるようになりました。そして、話すことを練習して言葉を話せるようになりました。ヘレンは大学に入り優秀な成績で大学を卒業し、本を書き、世界中を講演して回るようになりました。日本にも3回来て各地で講演をしています。

2. クレイ先生

アメリカの家庭教師は裕福な家庭に住み込みで雇われてその家の子どもの教育を行います。テンプルの家庭教師クレイ先生もテンプルと1歳年下の妹に様々なことを教えています。クレイ先生は、テンプルの家庭教師になる前に、自閉症の男の子の家庭教師をしていました。

先生はたくさんの美点を持っていて、妹のジーンや私のめんどうを文句なしに見てくれた。私たちとゲームをしたり、そりに乗ったり、ピアノを弾いて私たちに部屋中を行進させたりした。

［グランディン 1977：p.32］

カナーの本で、あるお母さんが自分の自閉症の子どものことを「柵から出された子馬」のようと表現しています［カナー 1978］。柵から出された子馬のような子どもに何かをやらせようとすると、かんしゃくを起こして暴れるので、暴れないようにそっとしておくしかありません。やっていることを止めさせようとしても、かんしゃくを起こして暴れるので、よほど不適切な行動でないかぎり子どもがやっていることに干渉しなくなります。優しいお母さんには手に負えません。

しかし家庭教師は違います。子どもに様々なことを教えるのが仕事です。クレイ先生はテンプルに裕福な家庭の少女としてふさわしい様々なことを教えています。

ハンス・アスペルガーは、健常児への教育としては誤りであるが、自閉症の子どもたちには単なる日常的雑事でさえも教科の学習のように教える必要があると書いています。そして、「毎日の暮らしに不可欠の社会的習慣を教えるには、彼と格闘せねばなりませんでした。」［フリス編著 1996：p.119］と書いています。アスペルガーもアンの父親やサリバン先生と同じように格闘して教えています。

定型の子どもは顔の洗い方や手の洗い方や食事のマナーなど生活に必要なことを、それなりの年齢になれば、周りの人がやるのを見て自分で学んで身につけていきます。アスペルガーが書いているように教えるのは誤りです。

しかし、自閉症の子どもの認知は、認知がつながっていないデジタル認知です。ヘレンと同じように周りの人がやるのを見て自分で学んで身につけることができません。食事のマナーも、顔の洗い方も、手の洗い方も、勉強を教えるようにして教える必要があります。

さらに、自閉症の子どもは様々な物事を怖れています。また、同一性への固執もあります。アンは手にスプーンを持たせただけで「ギャー」と叫んでスプーンを放り出しました。また、家の中にある日用品でさえも数え切れないほど怖いものがありました。したがって、クレイ先生は、マナーを教えたり生活に必要な様々なことを教えたりしていたときに、恐怖症の治療も行っていたはずです。そして、アンの父親やサリバン先生やアスペルガーのように、時には格闘して教えたはずです。

クレイ先生はテンプルに通常の子どもたちが遊ぶような様々な遊びも教えています。定型の子どもに年齢相応の遊びを教えるのは難しくありません。定型の子どもは好奇心が旺盛でやる気満々です。遊び方を説明したり手本を示したりするだけで遊びを身につけていきます。しかし、自閉症の子どもに年齢相応の遊びを教えるのは簡単ではありません。好奇心どころか、新しいことには恐怖心があるので、始めは抵抗することもあります。

さらに、遊び方を説明して手本を示しても、それだけでは遊びは身につきません。他者の行動を見ただけでは学ぶことができないので、手とり足とり何回も繰り返して教える必要があります。教える内容によってはスモールステップにして少しずつ教えていく必要があります。

テンプルは裁縫と工作が得意でした。自閉症の子どもはいったん知識や技術を身につけると、その能力を磨き上げて独創性や創造性を発揮する傾向があります。テンプルの本には誰が教えたのか書いてありませんでしたが、裁縫と工作もクレイ先生が教えたはずです。そして、はじめはかなり苦労して教えたはずです。それがのちの家畜施設の設計に役だっています。

クレイ先生はテンプルに恐怖症の治療をしたとは思っていなかったはずです。しかし、クレイ先生は恐怖症の治療と教育を行っていたのです。

こうして、「柵から出された子馬」のようだったテンプルが、社会生活に必要なマナーを身につけ、年齢相応の遊びを身につけ、裁縫や工作の技術を身につけて小学校に入りました。

3. 母親と高校の先生

テンプルの成長には母親の支えも重要でした。テンプルの自伝に載っている母親の日記を引用します。

> 私の美しい子。「……この子はよいときはとても、とてもよい子で、悪いときは、手に負えない」
>
> でも私は言いたい。彼女の最悪の日でも、賢くてエキサイティングなのだ。テンプルと一緒にいると、とても楽しくて、よい相手になってくれる。[グランディン 1997：p.36]

テンプルのお母さんは、悪いときは手に負えないと書いていても、テンプルと一緒にいると、とても楽しくて、よい相手になってくれると、テンプルのことをとても好意的に書いています。

次は、小学校へ入るときのことです。

> 私が入ったのは健常児のための小さな私立校であった。
> 母は私の問題の数々について、教師たちと綿密な話し合いを持った。最初の登校日に私は自宅待機させられた。その間に、教師たちが他の子どもたちに、私が風変わりな子どもであることを説明するためであった。［同：pp.37-38］

テンプルは家の近くにある小さな私立小学校に入りました。母親が学校に配慮を求め、学校も母親の求めに応じています。テンプルは学校で先生から教室を追い出されたこともありました。しかし、「私が学校で問題を起こすとみかたになってくれて」［同：p.70］と書いているように、いつも母親が味方になってくれました。テンプルの問題行動にはそれなりの理由があったからです。

テンプルが小学校に入ると、母親はテンプルに勉強を教えました。テンプルは算数とフランス語は苦手でしたが、国語と読解力の成績は学年以上のレベルでした。また、裁縫や工作といった創作は大好きで得意でした。

問題を起こしながらも、テンプルが様々な物を作る独創性や創造性に引かれる友だちもいて小学校を卒業します。そして、生徒数の多い大きな私立女子中学校に入りました。しかし、テンプルは自分を侮辱した生徒に本を投げて、顔に怪我をさせて退学になりました。

このときも、母親はテンプルの話を聞いて理解してくれました。そして、母親が見つけた小さな寄宿制の中学校に入りました。その中学校には高校もありました。テンプルは勉強をする意欲を失っていましたが、高校2年生のときに数冊の哲学書を贈ってくれた化学の先生がいました。この先生に支えられて、それからは頑張って勉強をするようになり優秀な成績で高校を卒業しました。

そして、その高校の近くにある小さな大学に入り、その大学も優秀な成績で卒業しました。大学にいたときも高校の化学の先生がテンプルの学習意欲を支えてくれました。そして、アリゾナ州立大学の動物学の修士課程に入りました。［サイ・モンゴメリー 2015］

テンプルが大学教授になり畜産関係施設の設計で成功するほど成長した背景には様々な人が貢献しています。しかし最も重要だったのは、3歳のときから家庭教師のクレイ先生が恐怖症の治療を行い、生活に必要なマナーや遊びや裁縫や工作など様々なことを教えたことだと考えています。

（週に3回通ったスピーチ・セラピーの効果がどれほどあったのか、テンプルの本からはわかりませんでした。）

第九章　効果的な支援（2）

私の自閉症の研究は、4年ほどで、人間の赤ちゃんも刷り込みを行っていることが確認できました。そして、「自閉症の原因は刷り込みの障害」という仮説が確立しました。

また、自閉症の子どもが抱えている様々な恐怖を恐怖症として治療することが、自閉症の子どもの発達に効果があるということがわかりました。そこで、自閉症の子どもの療育にたずさわることにし、障害児専門の学童保育所に週2日ボランティアで行くことにしました。その2日というのは、手伝いの人が必要な大変な日ということでした。

その障害児専門の学童保育所に来ていたのは、全員が重度の障害がある小学生でした。自閉症の子どもが約7割で、残りの3割はダウン症と小児麻痺の子どもでした。1日の定員は12名でしたが、希望者が50名もいたそうです。それで、週に2日来る子どももいましたが、ほとんどの子どもは週に1日でした。そして、来る曜日が決まっていました。登所日を1日休むと、2週間ぶりに来たという子どももいました。また、時々来るという子どももいました。（当時は、重度の障害のある児童を受け入れている学童保育所はほとんどありませんでした）

はじめに、私の恐怖症の治療例を、単一恐怖症、同一性への固執、多動と自傷という3つに分けて紹介します。次に、大人の重度の自閉症の人の恐怖症の治療を検討しました。そして最後に、自閉症の子どもには定型の子ども以上に教育が必要であることを示しました。

一　単一恐怖症

通常、単一恐怖症は犬恐怖症やクモ恐怖症などです。自閉症の子どももアンのように犬を怖がる子どもは多いです。また、掃除機や三輪車を怖がる子どもがいます。最近は、公共トイレに設置してある手を乾燥させる温風乾燥機を怖がる子どもが多いです。

障害児専門の学童保育所に来ていた自閉症の小学生たちは、てるてる坊主、滑り台、肩車、トランポリン、三輪車、オオカミのぬいぐるみなどを怖がっていました。トイレを怖がっているのが原因でオムツをしている小学生もいました。ダウン症の子どもはこういった身近な物事を怖がるということはありませんでした。

3歳の子どもは、恐怖症の治療をしていくと、生垣の植木、花、ぬいぐるみ、シャボン玉、スリッパ、虫、風船など、次から次へと怖がっている物が見つかりました。その都度、お母さんは「こんな物まで怖がっている！」とびっくりしていました。

滑り台や肩車を怖がっていても、生活に支障がないので、恐怖症として治療する必要はないと考える方もいると思います。しかし、自閉症の子どもが抱えている恐怖の全体の大きさを１００だとすると、ひとつの恐怖症を治療すると抱えている恐怖が99になるという感じで、抱えている恐怖自体が小さくなっていきます。また、抵抗が強い恐怖症の治療をすると、抱えている恐怖が一挙に30ぐらい小さくなるといった感じでその効果が大きいです。

抱えている恐怖が小さくなると、他の恐怖症も強さがそれだけ弱くなります。そして、恐怖症として治療するのもそれだけ簡単になります。『愛の奇跡』のアンの犬恐怖症が、父親が心配していたほど強い抵抗がなく克服できたのは、それ以前に様々な恐怖症の治療をしていたからです。したがって、見つかった恐怖症をすべて治療することが自閉症の子どもの発達につながります。

恐怖症の治療をしていくと自閉症の子どもの日常生活全般が改善されていきます。ですから、自閉症の子どもに恐怖症が見つかったらラッキーです。そして、抵抗が強い恐怖症が見つかったらすごくラッキーです。

1．強迫性障害？　とソリ遊び

私はボランティアということもあって、これといった決まった仕事はありませんでした。それで、いちばん大変そうな子どもにマンツーマンでつくことが多かったです。

はじめについた子どもは、長い髪の女の子の髪の毛を引っ張るA君でした。A君は小学3年生で言葉はほとんどありませんでした。A君はちょうど私が行く日と同じ日に週2日来ていました。A君にぴったりついて、女の子の髪の毛を引っ張ろうと手を出したときに、その手をつかんで止めました。そして、両手を持ってA君の腰の横に下げて、顔を見て「がまん!」と言って、数秒、間をおいてから「がまんできたね! えらいね!」とほめました。その日は5、6回止めてその都度ほめました。

A君は長い髪の女の子を目にすると、引きつけられるようにして近づいていくので、出した手を止めるのは難しくありませんでした。しかし、通りすがりに手を出したときは止められませんでした。このとき、ハンス・アスペルガーが書いていたように、怒らずに穏やかに冷静に処理しました。「離します」と言って、髪をつかんでいる指を一本一本開いていきました。そして、髪を引っ張られた女の子に「ごめんね」と謝りました。止められなかったのは私の責任でした。

次の日は、全部、出した手を止めることができました。そして、止めるたびにほめました。そうやって4日ぐらい経つと、手を出すことはほとんどなくなりました。わざと長い髪の女の子の隣に座らせて、出した手を止めたこともありました。

髪の毛を引っ張らなくなったころです。A君のそばに長い髪の女の子がいましたが、私は少し離れた所から見ていました。するとA君は、手を途中まで出して、その手を引っ込めました! 私ともう1人の女性職員がそれを見ていました。2人で感動して「すごい! がまんできたね!」とほめました。A君は自分の不適切な行動を自分で制御できるようになっていました。

これは通常の恐怖症の治療とは言えません。出した手を止めても抵抗がなかったからです。やらずにはおれないという強迫性障害に近いような気がします。強迫性障害の治療は強迫行動を妨害するのが基本です。髪の毛を引っ張ろうとして出した手を止めたというのは強迫行動を妨害していたことになります。

園庭でオシッコをする子どもが3人いました。はじめは「オシッコしてる！」と気がついたときは後の祭りで、砂をかけて後処理をするだけでした。しかしそのうち、それぞれの子どものオシッコをするパターンが決まっていることに気がつきました。そして、誰がいつ頃どこでするのかわかってきました。「そろそろだな」と見ていると、ズボンとパンツを降ろし始めます。そこへ飛んで行って、「がまん！　オシッコはトイレでします！」と言って、トイレまで背中をせっせと押していってトイレでオシッコをさせました。すると、1人に1、2回ぐらい、全体でも1ヵ月もかからずに園庭でのオシッコはぴたっと無くなりました。

東田直樹から引用します。

> してはいけないことなのに、何度注意されても同じことを繰り返してしまいます。してはいけないということは理解できても、なぜか繰り返してしまうのです。—（略）—
>
> やってはいけないという理性よりも、その場面を再現したい気持ちの方が大きくなって、つい同じことをやってしまうのです。—（略）—

> けれども、悪いことはしてはいけないのです。これを理性として、どうなおしていくのかが大きな問題です。
>
> 僕も何とかなおそうとしていますが、そのためのエネルギーはかなりのものです。我慢することは、苦しくて苦しくて大変です。その時に必要なのが、周りにいる人の忍耐強い指導と愛情でしょう。
>
> 僕たちの気持ちに共感してくれながら、僕たちを止めて欲しいのです。［東田 2007：pp.126-127］

してはいけないと理解をしているのに、やってしまうのは恐怖症の人格です。してはいけない行動を止めて欲しいと書いているのが本来の人格です。

自閉症の子どもは叱られるとやめられなくなるという傾向があります。たとえば「犬のことを考えないように！」と言われたらどうでしょうか？　犬のことを考えずにはいられなくなるはずです。何も言われなければ犬のことを考えなかったかもしれません。しかし「犬のことを考えないように！」と言われたら、犬のことを考えずにはいられなくなります。うまく説明できないのですが、自閉症の子どもが叱られたことはやらずにおれなくなるというのも同じような感じがします。ですから、やってしまったことはけっして叱らず、穏やかに冷静に淡々と事務的に処理します。

髪の毛を引っ張っていたA君も、園庭でオシッコをしていた3人の子どもたちも、東田とおなじように本来の人格はしてはいけないとわかっているのにやめられなくて困っていたのだと思います。私は、共感の言葉はかけられませんでしたが、出した手を止めてほめるということを繰り返しました。また、トイレまで背中を押していってトイレでオシッコをさせました。それだけで不思議なぐらい簡単に治りました。

ある日、A君が園庭で車輪がついているプラスチック製のソリに乗って遊んでいました。ソリに車輪がついているので庭で遊べるようになっています。そのソリについている紐を手に取って「引っ張るよー！」と言うと、A君はあわてて、やめて！　というように手を振りました。それで、ソリを引っ張られるのが怖いというのがわかりました。怖いことが見つかったので願ってもないチャンスです。

「だいじょうぶ！　ソリを持って！」と言って、両足をソリに乗せて、両手でソリを持たせて、「出発！」と言ってソリを引っ張りました。しばらくソリを引いていると、A君から鼻歌が出てきました。

私の初めての恐怖症の治療でした。そのあとも、ソリを引っ張って遊びました。A君はソリ遊びが好きになりました。ソリに乗りたがる子どもが他にもいたので、駅を作って、交代でソリに乗る電車ごっこの遊びにしました。

しかし、怖くなければ恐怖症の治療になりません。そこで「新幹線！」と言って、スピードを出しました。「新幹線」で遊んだ次の日、A君に「新幹線乗る？」と聞くと、「乗らない」と答えました。会話になっていました！　でも、「だいじょうぶ！」と言って、ソリに乗せてスピードを出して新幹線遊びをしました。いちばん大変な子どもだったA君が大変ではなくなりました。

2. 怖いことがいっぱいあったB君

B君は小学校3年生でした。自由遊びの時間でも、プレイルームにある出窓の上に座って、両手で両耳を押さえて窓の外を見ているだけでした。言葉は「ぞうさん」や「ぼうし」といった単語をたまに話すだけでした。

私が床にあぐらをかいて座って、そのあぐらの上にB君を乗せて大きな絵本を読んでいたときでした。最後のページをめくろうとすると、ページを開けさせてくれません。何度か張り合ってやっと最後のページを開けると、バスと山とてるてる坊主の絵が描いてありました。

そこで、「てるてる坊主が怖いのか。だいじょうぶだから触ってごらん。」と言うと、這って逃げました。しかし、逃げられないように足をつかまえました。そして、「こわくてもだいじょうぶ！　てるてる坊主、ペンペン」と言って、つかんでいた足の甲でてるてる坊主の絵を叩きました。B君はうつ伏せになっていたので、てるてる坊主の絵は見えていません。それもあってか、まったく抵抗はありませんでした。次に足を変えて「僕、強いんだぞ、ペンペン」と言って、てるてる坊主の絵をペンペンしました。そして、私のあぐらの上に抱き戻しました。今度は「てるてる坊主、ペンペン」と言って、足を持って足の裏で叩かせました。この時はてるてる坊主が見えていましたが、まったく抵抗はありませんでした。

そして次は、手を取って手で叩かせようとしましたが抵抗しました。そこでページをめくって、てるてる坊主を見えないようにして、手を入れて叩かせました。「できたね！　すごいね！」といっぱいほめました。そしてまた始めから絵本を読みました。最後のページを開けると、逃げようとしましたが抱き止めると逃げませんでした。そして、手でてるてる坊主をペンペンさせました。今度は見えているてるてる坊主をペンペンできました。それから数回その絵本を読み、その都度、てるてる坊主の絵を叩かせました。そうしていると最後のページを開けても平気になりました。最後に「てるてる坊主かわいいね、いい子いい子」と、てるてる坊主を手で撫でさせて終わりました。（このことがあって、手で触れないときは足で触らせるという方法がスモールステップとして使えることがわかりました）

B君は園庭に出てくるようになりました。しかし園庭にいても、滑り台のそばを行ったり来たりしているだけで、何かをして遊ぶということはありませんでした。B君を幼いころから知っている女性の職員が「B君は滑り台が嫌いなの」と言いました。そこで、「滑り台すべるよ！」と言って、滑り台の階段のところまで手を引いて行きました。しかし、階段を登らせようとすると、階段の手すりにつかまって抵抗しました。それで、滑り台が嫌いなのではなく怖いということがわかりました。

そこで、「だいじょうぶ！」と声をかけて、「がんばれ！」と励まして、階段を登らせようとしました。しかしB君の抵抗は強く、太っていて大きな子どもだったので、私の力ではいくら頑張っても階段を登らせることはできませんでした。

それを見ていた体格の良い男性職員がB君を抱きかかえるようにして階段を登って、一緒に滑り台を滑りました。滑ってきたB君を「すごいね！　できたね！」とほめました。強制されて滑ったのですが、怖くて出来なかったことをやったのですから、十分にほめるに値します。

次は、私の力でも階段を登らせることができました。そして、私の膝に乗せて一緒に滑りました。それだけ抵抗の強さが減っていました。3回目はもっと抵抗が減っていて、少し背中を押すだけで階段を登りました。1回目の抵抗を10だとすると、2回目の抵抗は半分の5ぐらいに減っていました。そして3回目はまたその半分ぐらいに減っていました。その日は3回で終わりにしました。

（一度にあまり無理をさせない方が良いと考えて3回で終わりにしました。しかし、今ならもっと続けます。この頃はまだ手探りの状態でした。）

次の日も、「滑り台すべるよ！」と言って、「だいじょうぶ！　がんばれ！」と励まして一緒に滑りました。そして、「がんばったね！　えらいね！」とほめました。1回目の抵抗は5で、2回目は2で、3回目は1ぐらいでした。3日目も一緒に滑りました。1回目の抵抗は2で、2回目からは抵抗がなくなっていました。抵抗が急激に軽減し、滑り台を滑る恐怖が軽減していきました。そして、その次の日からは、抵抗はなくなっていました。数日は私と一緒に滑っていましたが、そのうち、ひとりで滑るようになりました。

B君の滑り台の恐怖症の治療は強制を使ってのフラッディング法でした。しかし、強制といっても抵抗に応じての強制です。抵抗が強ければ強制も強くなります。しかし、抵抗が弱ければ強制も弱くなり、少し背中を押すぐらいになります。また、始めの抵抗を克服できれば、そのあとの抵抗はどんどん弱くなっていき簡単になっていきました。

A君も、滑り台を一緒に滑ろうとして階段を登らせようとしたら抵抗がありました。それで、滑り台が怖いというのがわかりました。しかし、A君の場合はそれほど強い抵抗ではありませんでした。「滑り台滑るよ！」と指示をして、「だいじょうぶ！　がんばれ！」と励まして、背中を少し押すだけで階段を登らせることができました。そして私の膝に乗せて一緒に滑りました。A君は2日ぐらいで抵抗がなくなり、それからは一人で滑るようになりました。

B君はオムツをしていました。トイレに誘った時に抵抗があったので、トイレを怖がっていることがわかりました。そこで、「だいじょうぶ！」と励まして、少し背中を押して、一緒にトイレに入ってオシッコをさせました。そして「オシッコできたね！」とほめました。それからは、私と一緒ならトイレに入れるようになりました。それでも、トイレに入ると、自分で「だいじょうぶ！」と言いながら電気のスイッチをこわごわ押していました。手を洗うために水道の蛇口を回すのも、「だいじょうぶ！」と言いながらこわごわ回していました。こわごわでしたが、自分で頑張って挑戦していました。しばらくすると、ひとりでトイレに入れるようになりオムツが必要なくなりました。

言葉は「ぞうさん」や「ぼうし」といった単語をたまに話すだけで、しゃがんで両手で両耳をふさいでいてほとんど何もしなかったB君が、恐怖症の治療をしていくと、耳ふさぎが無くなり両手を使えるようになって少し活動的になりました。そして言葉が増えてきて、「○○ちゃんかわいいね！」といった二語文も出てきました。言葉の壁が少し崩れてきました。

3．肩車とトランポリン

私は自閉症の子どもの恐怖症を探しました。10人ほどの自閉症の子どもに肩車をすると、A君とB君とそしてもう1人、C君が肩車を怖がりました。この3人には、毎日、肩車をしました。肩車も1ヵ月ほどで抵抗がなくなりました。C君は2年生でまったく言葉がない子どもでした。

その障害児専門の学童保育所では、登所してからは自由遊びの時間で、それからおやつの時間になり、おやつのあとに出席をとるなどの集まりの会があり、次に全員で行う設定遊びの時間がありました。その日の設定遊びはトランポリンでした。自閉症の子どもはトランポリンが好きな子どもが多いです。

C君は自分の番がきて名前を呼ばれると、椅子から立ち上がって一歩前に出ました。しかし、そこで立ち止ってしまいました。私は「トランポリンを跳びたいけど怖くてできない」と解釈しました。そこで、「だいじょうぶ！　がんばれ！」と声をかけて、トランポリンのところまで背中を押していきました。そして、上にいた職員がC君を引きあげて、職員と一緒にトランポリンを跳びました。C君は職員の身体にしがみついて職員の身体によじ登っていました。かなり怖かったのです。終わると、「がんばったね！」とほめました。

2回目も自分の番がきて名前を呼ばれると立ちあがりました。しかし、足が前に出ませんでした。職員はC君の番を抜かそうとしましたが、私がトランポリンのところまで背中を押していきました。そして始めとおなじように、職員にしがみついて職員の身体によじ登ってトランポリンを跳びました。次にトランポリンをした日も、私がトランポリンのところまでC君の背中を押して行きました。そして、職員に引き上げてもらい、今度は、職員と手をつないでトランポリンを跳びました。3日目は、自分でトランポリンの所まで行き、自分でトランポリンに登り、ひとりで跳びました。それも、自分の番が来るまで待てずにやろうとしたほどでした。C君はトランポリンが大好きになっていました。

二　同一性への固執

同一性への固執が強くなると、家庭生活や学校生活が困難になって入院治療が必要になるケースもあります。特に、家族にも同一性を要求するようになると家族も巻き込まれて大変になります。

同一性への固執の問題はこれだけではありません。フランスのアルフレッド・ブローネは「無変化への執着を認めれば、いかなる進歩ももはや不可能となる。」［ブローネ他 1993：p.179］と書いています。ブローネは、音楽の才能があった子どもがお決まりのひとつの歌しか歌わなくなり、その歌もだんだんと呪文のようになってしまい、音楽の才能が失われてしまったという悲しい経験をしています。同一性への固執を認めていると、家庭生活や学校生活が困難になったり、新しい物事を吸収していくという学習が阻害されたり、ときには退行の原因にもなります。自閉症の子どもの情緒の安定と成長のためには、同一性への固執をなるべく早期に恐怖症として治療する必要があります。

第七章で紹介した『自閉症児イアンの物語』のイアンの両親、クローディアとボイスはとても優しい人でした。イアンがパニックにならないようにイアンの同一性への固執に配慮していました。いつも見るビデオテープは切れたときのために同じビデオテープを用意していました。ビデオデッキも壊れたときのために予備のビデオデッキを用意していました。同一性への固執というイアンの恐怖症の人格を両親の優しさが守っていました。

イアンは8歳になると、東田直樹と同じようにFCと呼ばれている母親が手を添えるという介助でパソコンに自分の言葉をタイプできるようになりました。イアンはいつも同じビデオを見ていましたが、FCで「まいにち　びでよおを　かえて」「おねがいだから」「うんざりりするくらい　たいくつ」と、キーボードを打ちました（イアンのタイプに間違いがありますが原文のままです）。

ところが、両親がその願いをかなえてやろうとすると、イアンはまるで殺されるかのような奇声をあげて、新しい体験に抵抗した。彼の肉体的な反応はつねにタイプする言葉の対極にあったので、クローディアとボイスは結局、蹴ったり、噛みついたり、奇声をあげたりにこれ以上は誰も耐えられないと判断するしかなく、イアンの望みは実現しないままだった。しかし、それでいいのかどうかも心もとなかった。ハチミツを食べたいというイアンの求めは続いたので、クローディアはある午後、一匙でも食べさせてみようと決意した。抵抗しても口に入れてくれ、とイアンはタイプし、実際に抵抗した。奇声をあげ、蹴り、母親の手に血が流れるまで噛みついたあげく、わずかなハチミツがやっと口のなかに入った。「もう、二度とできないわ」クローディアは泣き、イアンも興奮していた。だが、彼の言い分は違った。「ちがう　ちがう　ほんとに　おいしい」イアンはそうタイプした。[ラッセル・マーティン 2001：pp.242-243]

イアンの本来の人格はちがうビデオが見たいのですが、恐怖症の人格はまるで殺されるかのような奇声をあげて新しい体験に抵抗しました。イアンの本来の人格はハチミツを食べたいのですが、恐怖症の人格は奇声をあげ、蹴り、母親の手に噛みついて抵抗しました。両親は、イアンに違うビデオを見せるのも、ハチミツを食べさせるのもあきらめました。

しかしイアンが5歳のとき、学校へ行かせることはあきらめませんでした。アメリカの学校は9月から始まりますが、母親とイアンは8月8日の夏休みから学校へ行きました。イアンは大きな赤レンガの建物を見て怯えて悲鳴をあげました。しかし、母親が抱えてなかに連れて行きました。イアンは恐怖のために母親を蹴ったり暴れたりしましたが、初日は17分留まりました。2日目は23分、3日目は28分留まりました。（立ったままで抱き止めていると足で蹴られますが、床に座った姿勢で後ろから抱き止めていれば蹴られることはありません）

4日目になると、イアンは特殊学級の教室を探索しました。そして、校庭に出て滑り台で遊びました。1週間後には教室で勉強をする練習にも取り組み始めました。2週間目の終わりには、学校に3時間とどまれるようになりました。始めは母親1人で勉強を教えていましたが、担任になる先生と補助の先生も参加して、少しずつ参加の度合いを増やしていきました。［同：p.136］

学校という初めての場所への恐怖はフラッディング法を使って4日目に克服できています。そのあとはスモールステップ法を使って学校に留まる時間を延ばし、勉強の時間を延ばしています。母親を蹴っても暴れても学校へ行くことは克服させました。どうしても学校に行かせる必要があると考えたからです。しかし、ビデオを変えることやハチミツを食べることは克服させませんでした。

このあと、適した薬が見つかって同一性への固執が和らぎました。しかし、激しい頭痛や皮膚のかゆみなどの副作用が激しくてその薬を止めざるをえませんでした。イアンの同一性への固執は対象が広がり、家族も巻き込んで、イアンも家族も大変になっていきました。

1．偏食

イアンのように偏食がある自閉症の子どもは多いです。偏食が重度になるとまったく何も食べられないという拒食になることがあります。愛知県心身障害者コロニー中央病院での偏食と拒食になっている子どもの治療例を引用します。

小食、偏食の程度の軽いものには、まず声かけで励まし食べさせる。拒食にたいしては一口だけ強制摂取させ、あとはしばらくおいて下膳する。これによって、三日もすれば拒食がしだいに消失して、食べだすことが多い。自閉症児のなかには食わず嫌いの偏食のことがあり、一口強制的に食べさせるとあとは抵抗なくスムーズに食べるようになることもある。一口でも食べればほめる。頑固な拒食のばあいには、強制的に口を開かせて（職員が指を噛まれないようにするには熟練が必要）一口含ませ、吐き出さないように口もとをふさぐ。［安藤他 1983：pp.208-209］

強制的に口を開かせて入れるというのが頑固な拒食の治療法です。おそらくこの方法しかないでしょう。安藤は自閉症の子どもの偏食を「食わず嫌いの偏食のことがあり」と書いています。しかし、嫌いなのではなく変化を怖れるという同一性への固執にほかなりません。

自閉症の子どもの偏食には二通りの考え方があります。一つはそのままでいいという考え方です。嫌いなものを無理に食べさせようとするとバトルになってしまい、せっかくの楽しい食事の時間が楽しくなくなってしまう。偏食をしていても元気で問題はない。自然と食べられるようになるケースが多い。料理を一緒に作るとか他の方法もあるなど、無理をしてまで偏食をなおす必要はないという考え方です。多くの療育機関がこのような考え方をしています。これが多数派です。

もう一つは偏食を克服させるという考え方です。こちらは少数派です。一部の療育機関しか自閉症の子どもの偏食に取り組んでいません。そういった少数派の考え方のひとつを発達協会の湯汲英史から引用します。（発達協会は40年以上も自閉症の子どもの支援をしてきた歴史のある医療機関です。支援をしてきた自閉症の子どもの成人期も把握しています。）

偏食指導が大事なのは、なによりも「苦手なものもちょっと頑張って食べてみよう」という気持ちをつくるという意味があるからです。その気持ちが、ほかのことでも「苦手でも頑張る」気持につながっていくのだと思います。

偏食指導とは、「嫌いなものを好きにさせる」のではなく、「頑張って乗り越える力」をつけていくものだと思います。家族など大人と一緒に取り組んで「できた」という経験が、いろいろなところに生きてくるはずです。［湯汲 2010：pp.72-73］

苦手なものをまったく受けつけず、「食べない」と決めてしまって、食べさせようとすると泣く、騒ぐなど大きな抵抗をする子がいます。そうすると、「そこまで嫌がるなら」と大人があきらめてしまうことも多いでしょう。しかし、そこで子どもは泣いたり騒いだりすれば食べなくてすむ、ということを学んでしまうことになります。ここでは大人のこころがまえが大切です。騒いでもひるまず、毅然とした態度でのぞみましょう。しかし、叱ったり脅かしたりするのは厳禁です。「大丈夫、食べられるよ」と応援してあげることが大切です。［同：p.76］

苦手や嫌いという言葉を恐怖という言葉に置き換えると恐怖症の治療をしているということがわかります。大きな抵抗があってそれで止めてしまうと、恐怖症が勝利したことになり恐怖症が悪化します。大きな抵抗があっても、それをなんとかして食べさせるには、大人の心がまえが必要です。また、叱ったり脅かしたりすると、偏食という恐怖症が克服できても、叱られたり脅かされたりすることへの恐怖が生まれる可能性があります。そうすると、叱られないようにと、それまでできていたこともできなくなってしまうことがあります。

2. 偏食の治療（一）

行動療法のコンサルタントのシーラ・リッチマンから引用します。

偏食プログラムは感情的に厳しいものなので、他の難しいプログラムと並行して行うと、子どもは圧倒されてどちらのプログラムもうまくできなくなってしまいます。──（略）──ノリコがブロッコリーを食べなければ、母親はスパゲッティを与えません。そうなるとノリコは昼食ぬきになってしまいます。しかしこのことで、夕食への食欲が刺激され、ブロッコリーを食べる動機が高められるのです。［リッチマン 2003：pp.84-86］

リッチマンは、偏食プログラムは感情的に厳しいと書いています。ほかにも、2～3日は大変な思いをする覚悟が必要だと書いてある本がありました。それで私も偏食の治療は大変だと考えていました。

おやつの時間でした。私の隣に座っていたA君がクッキーを残していました。そこで、クッキーを小さく割って、「クッキー食べます」と言って口元に持っていきました。A君は顔をそむけました。それで「だいじょうぶ！　がんばれ！」と励まして、そむけた口元にクッキーのかけらを持っていきました。すると今度は反対側に顔をそむけました。そこでまた、反対側にそむけた口元にクッキーのかけらを持っていきました。そうやって何回か繰り返していると、パクッと食べました。「すごい！がんばったね！」とほめました。勇気を出して自分で食べました。

ほかにも食べられないおやつがありました。はじめは私が「だいじょうぶ！」と励ましていましたが、しばらくすると抵抗がなくなり、なんでも食べるようになりました。あるとき、私におやつのかけらを手渡しました。手渡された瞬間は、「あれ？　なんだろう？」と、その意味がわかりませんでした。でもすぐに、偏食を克服したときの再現をして欲しいのだとわかりました。それで、「だいじょうぶ！　がんばれ！」と言って再現をすると、しばらく左右に顔をそむけて逃げてから、パクッと食べてニコニコ笑いました。

B君もおやつの偏食がありました。A君とおなじように小さなかけらにして、「だいじょうぶ！がんばれ！」と励ましました。はじめは少し抵抗がありましたが、B君もおやつはなんでも食べるようになりました。偏食の治療は小さいかけらから始めれば意外にも簡単でした。

偏食の治療は、恐怖症の治療法を採用すれば、それほど大変ではありません。「ブロッコリーを食べなければ、母親はスパゲッティを与えません。」これでは厳しくなるはずです。励ましもなければ、小さくするなどのスモールステップにもしていません。小さなかけらにして「だいじょうぶ！　がんばれ！」と励ましつづければ、自分で頑張って食べられるのです。

ただし、愛知県心身障害者コロニー中央病院の頑固な拒食の治療のように、恐怖感が強くてどうしても食べられない場合もあります。そういうときは激しく抵抗しますが、強制して口に入れる必要があり恐怖症とのたたかいになります。そして、恐怖症とのたたかいに勝って終わる必要があります。

3. 偏食の治療（二）

小学校1年生のD君は通常学級にいる子どもでした。給食を残すので先生に叱られていたそうです。5月の連休のあと登校をしぶるようになったというので、副校長先生に支援を頼まれました。そこで、週に2日、給食の時間にD君の支援をすることになりました。

給食の時間に教室に行ってD君と話をすると、D君には自閉症独特のイントネーションがありました。高機能自閉症の子どもでした。しばらく見ていると、D君は牛乳とパンしか食べられないことがわかりました。

給食は4人で班を作って食べていました。班の子どもたちに「みんなも食べられない物があるよね。食べられない物がちょっとぐらいならいいけど、D君は食べられない物がいっぱいあるんだ。これから、食べられるようにがんばるからね。」と、これから行うことの説明をしました。

はじめに豆腐を食べさせることにしました。豆腐をゴマ粒ぐらいの大きさにしてスプーンに乗せて、「豆腐だよ！」と言って、口の前に持っていきました。しかし顔をそむけました。そこで「豆腐はね、栄養があって身体にいいんだよ」と言って、そむけた口の前に持っていきました。今度は顔を反対側にそむけました。そこで「豆腐はね、大豆っていうお豆でできているんだよ」と言って、また口の前に持っていきました。しかしまた、顔を反対側にそむけました。そんなこんなで色々と豆腐の話をしながら、口元に持っていきつづけました。すると、意を決したかのようにパクッと食べて、あわてて牛乳を一口飲みました。「すごーい、がんばったね！」とほめました。怖くて食べられなかった豆腐を食べたのですから、その勇気は賞賛に値します。

豆腐を3回ほど食べさせて、次は、違う物を食べさせました。最初の抵抗を克服できたので、あとはそれほど難しくはありませんでした。初日は、ゴマ粒ぐらいにして、その日の給食のすべての食材を一通り食べさせました。食材の説明をして、励まして、食べさせて、ほめる、のくり返しです。班の子どもたちもD君が食べると喜んでくれました。初めの抵抗を克服できたので、あとはスモールステップで量を増やしていくだけです。D君も班のみんなも私が来る日を楽しみにして待っていてくれました。小学校1年生の教室で偏食の治療を楽しく行うことができました。

偏食の治療はゴマ粒ぐらいに小さくするというスモールステップ法が使えるので、恐怖症の治療のなかでも簡単な部類に入ります。しかし、D君の場合は、週2日でとびとびだったということと、毎日メニューが変わる給食を残さず食べられるようになるという目標があったので、治療が終わるまで、1学期の終わりまで2ヵ月半ほどかかりました。全部で20回ほどです。最後の方は、おかわりが出来るメニューも出てきました。

全部で20回ほどといっても、最後の方は他にも給食を食べきれない子どもがいたので、そういった子どものサポートをしていた時間の方が長かったです。もちろん、そういう子どもには「頑張って食べよう！」とは言いません。食べられない理由が異なるからです。

4. 本人も困っている

E君は5年生でした。障害児専門の学童保育所で、会話が少しできるという数少ない子どもの1人でした。ただし、時々しか学童保育所に来ない子どもでした。そして、学童保育所ではおやつをまったく食べませんでした。学童保育所ではおやつを食べないというのが同一性への固執になっていました。時々しか来ない子どもだったのと大きな子どもだったので、E君のこの同一性への固執には手をつけていませんでした。

その日の設定遊びはトランポリンでした。しかし、E君は隣にあるプレイルームに行きません。「プレイルームに行きます!」と声をかけましたが、E君はプレイルームに行こうとしません。そこで、E君の手を取って引きましたが抵抗しました。プレイルームに行かないというのがE君の同一性への固執になっていました。大きな子どもだったので押しても引いても連れて行けません。そうこうしていると寝転がってしまいました。もうお手上げです。

しかし、これでやめる訳にはいきません。「勝つ気がないなら始めない」という恐怖症治療の原則があるからです。始めてしまった以上、勝って終わる必要があります。そこで、両足を持って引っ張って隣のプレイルームに連れていきました。しかし、すぐに元の部屋に戻ってしまいました。その日は他にやることがあったので、それで終わりにしました。一応は勝って終わったので、それで良いと判断しました。

次の日でした。またプレイルームに行きません。そこで、「トランポリンするよ」と誘いました。すると、すぐに寝転がりました。前の日とおなじように引っ張って連れていって欲しいのです。そこでまた、両足を持って引っ張ってプレイルームに連れていきました。

すぐにE君の番になり、トランポリンを飛ぶと、トランポリンのそばで寝転がりました(後から考えれば、これは元の部屋に戻らないようにするE君の工夫だったのです)。すぐに、「危ないよ！　イスに座りなさい！」と職員に指示されました。自閉症の子どもに指示をしたからには、勝って終わる必要があります。そこで私が部屋のすみに連れていって抱きかかえました（イスに座らせるのはとても無理でした)。

E君は逃げようとしました。E君は5年生で大きな子どもだったので、逃げられないようにシャツをつかんだりベルトをつかんだりして、「がまん！　待ちます」と言って必死になってつかまえていました。そうやってつかまえているとE君が言ったのです。「はなさないで！」、え！　なに？　聞き間違え？　耳を疑いました。

そして、E君の番がきてトランポリンを飛びました。トランポリンを飛び終えると、すぐにまたE君を抱き止めました。こんどもE君は逃げようとしました。私も逃げられないように頑張ってつかまえていました。するとまた言ったのです。「はなさないで！」、聞き間違いではありませんでした。

東田は「僕たちの気持ちに共感してくれながら、僕たちを止めて欲しいのです。」と書いていました。E君も東田と同じです。身体は逃げようとしていましたが、言葉は「はなさないで！」でした。逃げようとしていたのは恐怖症の人格です。そして、「はなさないで！」と言ったのが本来のE君の人格です。

（このあと、事情があってボランティアを辞めざるを得なくなりました。E君のプレイルームに行かないという同一性への固執の治療はこれで終わってしまいました。完治するまで続けるという原則の存在にまだ気がついていませんでした。）

5. 祖父に食べさせてもらっていたF君

F君は3歳になったばかりの男の子でした。母子家庭でお母さんは研究職の正社員としてフルタイムで働いていました。それで、祖父が同居してF君の世話をしていました。F君は、自分では食べないで祖父に食べさせてもらっていました。偏食も激しくて、食べるのは混ぜご飯だけで、その混ぜご飯を祖父にスプーンで食べさせてもらっていました。

祖父が旅行で3日間留守にしたとき、お母さんが食べさせようとしたそうですが、激しく泣き叫んで抵抗し、3日間なにも食べなかったそうです。祖父に食べさせてもらうことが同一性の固執になっていました。病院に行ったそうですが、「3日間ぐらい食べなくても大丈夫」と言われて、何もしてくれなかったそうです。

祖父母は中国の人で、パスポートの関係で、日本に長く居られません。もうしばらくしたら祖父と祖母と入れ替わることになっていました。それで、「このままでは死んでしまう！　何とかして欲しい！」と頼まれました。そこで、同一性への固執を治療するお手伝いをすることになりました。F君には他にも問題がありました。

・言葉が出て来ない

・保育園の給食とおやつを食べない（午前中で帰ってくる）
・トイレができないでオムツをしている
・保育園で誰とも遊ばない、手をつなぐのも拒否
・階段を降りるのが怖くて降りられない
・三輪車や公園の遊具を拒否（児童館の三輪車に乗せようとしたら児童館の庭にも入らなくなった）

土曜日の午前10時に自宅に伺いました。はじめに、むりやり食べさせるという恐怖症治療の方法を話しました。すると、前回お母さんが食べさせようとしたときに激しく泣き叫んで抵抗したので、「そんなに泣かせて大丈夫なのか?」「トラウマにならないか?」「無理強いをして恨まれないか?」と質問されました。そこで、恐怖症の治療について説明をしました。

・私は恨まれたことはない。怖くてできなかったことができるようになるので喜ばれる。
・恐怖症を抱えていて一番困っているのは本人。
・恐怖症の治療は抵抗が激しいほどその後の治療効果が大きい。
・ひとつの恐怖症を治療すると他の恐怖症の治療もやりやすくなる。自然と無くなるものもある。
・恐怖症の治療をすると子どもの生活全般が改善されていく。

恐怖症の治療についてこのような説明をしたあと、それまでのF君を撮ったビデオをパソコンで見せてもらっていました。F君はお母さんの手を取ってパソコンを操作してもらっていました。自分の手で食事ができないのと同じで、パソコンにも自分の手で触れません。パソコンに触るのが怖いのです。

そこではじめに、パソコンに触らせることにしました。お母さんに「一番好きなビデオは何ですか?」と尋ねると、遊園地の機関車に自分が乗っているビデオを見るのが一番好きということでした。そこでそのビデオを再生してもらって、途中で静止してもらいました。すると、F君はすぐにビデオを動かすようにとお母さんの手を取って催促しました。

そこで、私がF君の手を取ってスペースキーを押させました。スペースキーを押させるとビデオが再生しました。手を取ってキーを押させたとき、抵抗はほとんどありませんでしたが、F君は泣きました。

お母さんもおじいさんも、自分の子どもが自分の孫が、他人に泣かされているのを見て心中は穏やかではなかったと思います。しかしこれを繰り返すと、泣いたのは3回目ぐらいまでで、5回目ぐらいからは自分でキーを押すようになりました。これには、お母さんもおじいさんもびっくりしていました。

そこで、「はじめに泣いたのは、キーを押したら何が起きるかわからないので怖かったからです。でも、キーを押しても怖いことは何も起きないで、ビデオが再生されるだけだということがわかったので、怖くなってキーを押せるようになったんです。」と説明をしました。（定型の子どもは、お母さんがパソコンにさわって大丈夫なら自分もパソコンにさわって大丈夫だと感じます。しかし、自閉症の子どもは自分で大丈夫だということを経験する必要があります。）

そうこうしているうちにお昼になりました。そこで、お昼を食べさせることにしました。お母さんがF君を横抱きにして、泣いて暴れているF君の口にスプーンで混ぜご飯を入れてもらいました。泣いていて口が開いているので、無理やり口を開けなくても、混ぜご飯を口に入れることができました。私は、はじめは手や足を押さえて手伝っていましたが、次からのことを考えて途中からは手伝うのを止めました。その後は、お母さんがひとりでF君の恐怖症とたたかいました。10分ぐらいでしょうか。10回ほど食べさせて終わりました。F君はお母さんに抱かれたまま少し眠りました。暴れたあとに眠るのは十分に暴れたという良いしるしです。

お母さんに「ひとりでよく頑張りましたね」と言うと、おじいさんが旅行に行った時におなじようにやったということでした。しかし、あまりにも抵抗が激しかったので止めたそうです。そして私が帰る時間になりました。

お母さんから「このあと、どうすればいいでしょうか?」と質問されました。それで、「抵抗がなくなるまで、なるべくお母さんが食べさせて下さい。」と話をしました。お母さんはうんざりした様子でした。そこで、「私の今までの経験では、3回ぐらいでなんとかなるはずです。でも、F君は私が今まで恐怖症の治療をしてきた子どもよりも小さいので、はっきりは言えないけど、小さい子どもの方が早いので、もっと早いかもしれないです。」と話をしました。そして、「つみきの会」に入って行動療法を学んで、家で行動療法をおこなうようにというアドバイスをして帰りました。

2日後にメールが来ました。私が帰ったあと、おじいさんがまたやろうと提案したそうです。「自閉症の子どもは強制した大人を恨まない」という私の言葉で勇気をえたそうです。最初の抵抗は激しかったそうですが、途中で暴れなくなって、そして次の瞬間、自分で口を開けて食べたそうです。メールには、その時の写真と日曜日の夕食の写真が添付されていました。日曜日の夕食はニコニコしてお母さんに食べさせてもらっていました。自分で椅子を引いてお母さんに近づいたそうです。日曜日の夜のお風呂では、長らく中断していた遊びが復活して、笑い声が戻ってきたそうです。そして、それまでは暴れて大変だった歯磨きも、おとなしくさせてもらうようになったということでした。

4日後にまたメールがきました。昨日はパンを食べた。クッキーを見つけたら嬉しそうに自分でつまんで食べた。階段を降りられるようになった。公園の遊具のポニーに乗れるようになった。おじいちゃんに手を持たせながら、自分でスプーンを持って食べた。お鍋のふたを見つけても回さなくなった。そして、「おじいちゃんも私も、今日もまた何か素晴らしい変化を見せてくれるだろうと、毎日わくわくしています。」ということでした。恐怖症の治療を始めて4日で、生活全般が改善されてきました。

Ｆ君はストローつきのマグカップで水を飲んでいました。そのマグカップを替えたときも激しく抵抗したそうです。ストローで水を飲むので無理に飲ませることはできません。お母さんとおじいちゃんで粘り強く励まして、褒美も使って克服させていました。スプーンを替えたときも激しく抵抗したそうですが、スプーン替えも克服させていました。他にも、生垣の植木、花、ぬいぐるみ、シャボン玉、スリッパ、虫、風船など、次々と怖がっている物が見つかりました。見つかった恐怖症はすべて克服させていました。お母さんもおじいちゃんも恐怖症治療のベテランになっていました。

次は、３か月後に来たメールです。

・言葉のやりとりが出来るようになった。朝起こそうとしたら、「ママ、バイバイ、ねんね」と言って、二度寝をしようとした。
・自分で食べるようになった。
・保育園で給食とおやつを食べられるようになった。
・家でも外出先でもトイレが使えるようになった。
・友だちと遊べるところまではいっていませんが、友だちと手をつなげるようになった。
・補助つきの自転車に乗るようになった。

恐怖症の治療を始めて3ヵ月で、以前あった問題点のほとんどが解消していました。その後、行動療法で様々なことを教え、F君は通常の小学校に入りました。ピアノが上手で、小学4年生でショパンやバッハを弾いています。

行動分析学者の奥田健二は、年少の自閉症の子どもに「こだわり崩しキャンペーン」を行うことを勧めています。駐車場から家に入るルートを変えたり、食卓でお父さんの座る位置を変えたり、ソファの位置を変えたり、寝る部屋を変えたりします。そして、子どもが泣いても騒いでも知らんぷりをするというものです。［奥田他 2009：pp.136-137］

子どもがどのようなことに同一性への固執をしているのかわからないことが多いです。ですから、親の方で変化を作るというのは効果的です。変化に対して抵抗があれば同一性への固執という恐怖症の治療をしていることになります。そして、子どもが泣いたときは「大丈夫だよ！ 頑張れ！」と励まして、泣きやんだら「頑張ったね！ すごいね！」と褒めればもっと効果的です。

アクセル・ブラウンズは、4歳の時、家を改築して子ども部屋が違う部屋に移ることになりました。アクセルは、両親の家具を動かしたがるという癖にやっと慣れたと思ったら、今度は部屋を動かしたがると書いています［ブラウンズ 2005：p.63］。アクセルの両親は、頻繁に部屋の模様替えをしていたことで、アクセルの同一性への固執という恐怖症を知らずに治療していたことになります。

三　多動と自傷

1. 多動

東田直樹から引用します。

僕はじっとしているのが苦手です。すぐに体が動いてしまったり、違うことをしたりします。それは、気がつくと、そうなってしまう感じです。できることなら、きちんと行動したいです。行動のコントロールが難しい状態が、どれだけ不安で心配なことなのか、普通の人にはわからないと思います。[東田 2010 : p.62]

G君は小学1年生で時々来る子どもでした。言葉はまったくなく、ぜんまい仕掛けのネズミのおもちゃみたいにじっとしていることがなく、あっちからこっちへと動きまわっている子どもでした。顔はニコニコしていて、パニックも他害も自傷もなく、問題になるような行動はありませんでした。しかし、じっとしていないので教育的な働きかけはまったくできませんでした。

設定遊びの時間に、みんなで順番に大きなハンモックのような遊具に乗って、職員に押してもらうという遊びをしていたときです。G君は走り回って揺れているハンモックの近くにも行くので、職員が「危ないからそばに来ないの！」と注意しました。自閉症の子どもには、指示をしたからには勝って終わるのが原則です。

そこで私が、G君が走り回らないようにつかまえました。そして、私のあぐらの上に乗せて抱こうとしましたが、すぐに私のあぐらの上から這って逃げました。しかし、G君は小学1年生で小さい子どもだったので、あぐらの上には引き戻せませんでしたが、足をつかんだりズボンをつかんだりして逃がしませんでした。G君は、自分の番がくるまで10分ほど、ずーっと、逃げようとして暴れていました。そして私も、ずーっと、逃げられないようにつかまえていました。負ける訳にはいきません。「勝つ気がないなら始めない」という原則があるからです。

G君の番が来てハンモックが終わると、また抱いてあぐらの上に乗せて抱こうとしました。しかし、すぐに私のあぐらの上から這って逃げて、今度もずーっと、逃げようとして暴れていました。そして私も、ずーっと、逃げられないようにつかまえていました。定型の子どもをこのようにつかまえていると「はなせ！」と怒ります。しかし、G君はまったく怒らないで逃げようとして暴れているだけでした。

次の日も、私があぐらの上に乗せて抱きました。しばらく抱いていると、私のあぐらの上から這って逃げて、逃げられないようにつかまえて、引き戻して抱いているということを繰り返していました。はじめの日は、私のあぐらの上に引き戻せなかったのですが、あぐらの上に引き戻せました。それだけ逃げようとする力が弱くなっていました。

次の日も私のあぐらの上に乗せて抱きました。今度は、ずーっと、私のあぐらの上で抱かれていました。両足を持って「いーち、にー、さーん、しー、……じゅうー」と、ハンモックが揺れるのに合わせて両足で叩いたり、足裏マッサージをしたりしました。足を持っていれば逃げられません。それと、足裏マッサージが好きな子どもが多いのと、足裏マッサージをすると落ち着く子どもが多いからです。

その次の日からは、みんなと同じようにイスに座らせました。そしてG君が座っているイスの前に私があぐらをかいて座って、私のあぐらの上には違う子どもを乗せて、G君の両足を抱えて足裏マッサージをしたりして遊んでいました。

私が学会に出席して学童を休んだ次の日、学童に行くと、職員が「G君がひとりで座っていた！」と報告してくれました。G君が自分でイスに座って、自分の順番がくるのを座って待っていたというのです。H君の多動が治まりました。

まったく同じことを北畠道之が書いていました。

> 暴れる子をアバレルナとはいわずに静かになるまでつかまえているとか、を指導する。私たちの診療システムにとっては、これらの要領のおかげで、多動性を静めるのは、いまやややさしい問題になってきた。［北畠 1993：p.118］

北畠は「アバレルナとはいわずに静かになるまでつかまえている」と多動が静まると書いています。G君の多動がおさまったのと同じです。しかしなぜ、つかまえているだけでG君の多動がおさまったのでしょうか?

私は、G君の多動がおさまったのは、多動を生みだしていた恐怖（緊張）が暴れることで発散されたからだと解釈しています。したがって、暴れることが多動の治療になったことになります。また、つかまえているからこそ逃げようとして暴れることができます。つかまえていないと動きまわるだけです。動きまわるだけでも多少は恐怖（緊張）の発散ができるのだと推測します。しかし、十分な緊張の発散にはならないので、いつも動きまわることになります。

したがって、多動を治療するには、「つかまえていること」と「逃げようとして暴れること」、という2つの組み合わせが有効ということになります。

2. 自傷

現在の行動療法は「好ましい行動には褒美を与え、好ましくない行動は無視をする」という理論になっています。この理論を自傷にあてはめると、自傷も好ましくない行動なので自傷を無視することになります。行動療法は行動だけを見ていて、行動を生みだしている心理を考慮していません。恐怖が原因で生まれている行動を無視することは恐怖症を放置することになります。恐怖症は放置しているとなかなか治りません。

H君は小学校2年生で言葉はまったく無い子どもでした。パニックになるとおでこを壁や床にぶつけます。おでこには自傷のタコができていました。学童の職員はH君をなるべく刺激をしないようにして自由にさせていました。

ある日、隣の子のおやつを取ろうとしたH君を職員が注意しました。するとすぐに、H君はイスから降りて床におでこをぶつけ始めました。私は目の前でやっている自傷を見過ごすことはできませんでした。すぐにH君を後ろから抱き止めました。そして「だいじょうぶ！」と声をかけました。しばらく抱き止めていると、暴れなくなり体から力が抜けました。そこで、私も抱き止めている手の力を抜きました。すると、H君は私の手を上から押さえました。それを「強く抱いていて欲しい」というメッセージだと受けとりました。それでまた強く抱きしめました。

このことがあってから、H君の自傷を抱き止めることにしました。自傷をやりたくてやっている子どもはいないはずです。2回目に抱き止めたときはもっと激しく暴れました。抱き止めている私の腕を噛もうとしたり、頭を私の頭にぶつけようとしたりしました。それで、腕は噛まれないように、H君の口が届かないところでH君の両手を押さえて身体を抱きしめました。両手を押さえていないと自分の手を噛むからです。頭は頭突きをされないように、H君の肩に頭を乗せて頭と頭をくっつけました。そうやって激しく暴れても抱き止めつづけました。H君は10分ほど暴れたでしょうか。最後、静かになったときは、力が抜けてお風呂上りのようにゆったりとしていて、気持ち良さそうに私に抱かれていました。

3回目はもっと激しく暴れました。身体を弓なりにそらしたりもしました。前回、あれだけ暴れて落ち着いて終わったので、かなり良くなっていると考えていました。それでこの暴れ方は意外でした。多動のG君は暴れ方が急激に軽減していったのに、逆に暴れ方が激しくなっていました。やはり10分ぐらいは暴れたでしょうか。そしてまた、暴れたあとはゆったりと私に抱かれていました。

4回目も激しく暴れました。やはり10分ぐらい暴れました。暴れているのですが、抱き止められていることを嫌がって暴れているという暴れ方ではありませんでした。抱き止められていることを望んでいるかのように、抱き止められている状態で暴れます。そしてまた、暴れたあとは気持ち良さそうに静かに私に抱かれていました。私も静かに抱いていました。

そして次に自傷をするようなケースがあったのですが、私の顔を見て自傷はしませんでした。それで「がまんできたね！」とほめました。H君は職員の指示に従えるようになり、みんなと一緒に活動できるようになっていました（私のボランテイアはこれで終わりになりました。まだ1、2回は抱き止める必要があったのではないかと危惧しています）。

『わが子よ、声を聞かせて』のアン－マリーも床に頭をぶつけるという自傷をしていました。アン－マリーには自傷の治療はしていません。しかし、恐怖症の治療をすることで自傷をしなくなっています。したがって、自傷の治療をしないでも、恐怖症の治療をしていけば自傷もおさまることになります。H君も多くの恐怖症を抱えていたはずですが、恐怖症の治療は何もしていませんでした。

以上で自閉症にともなう恐怖症治療の紹介を終わります。自閉症の子どもは、恐怖の世界にいるので、怖いことがいっぱいあって困っています。そして、何とかして欲しいと願っています。自閉症の子どもの両親や自閉症の子どもの療育にたずさわっている方は、ぜひ恐怖症の治療を行ってください。そして、なんとか工夫をして恐怖症の治療を成功させてください。支援をする大人があきらめなければ恐怖症の治療は必ず成功します。恐怖症の治療が成功することを祈っています。

四　自閉症の大人

ここまで自閉症にともなう恐怖症の治療を紹介してきましたが、その対象はおもに小学校3年生ぐらいまでの小さい子どもでした。小さい子どもであれば、抱き止めたり強制してやらせたりできるので、恐怖症の治療はそれほど難しくありません。また、子どもが小さいほど恐怖症の治療が早く終わります。しかし、子どもが大きくなると、抱き止めたり強制したりという方法が使えなくなるので恐怖症の治療は難しくなります。

自閉症そのものは、私たち定型者とは少し違うというだけで、けっして障害ではありません。テンプル・グランディンのように、その違いが貴重な個性になることがあります。しかし、恐怖症は、定型の人でも恐怖症が障害になるように、治療しないで放置していると障害になってしまいます。

不潔恐怖症を発症した少女がベッドから降りられなくなりオムツになったように、重度の恐怖症は重度の障害になります。したがって、大人の重度の自閉症とは重度の恐怖症だと言っても過言ではありません。大人の重度の自閉症の人の重度の恐怖症をどのようにすれば治療できるのか、それが問題です。適した薬が見つかる可能性があります。テンプル・グランディンは適した薬が見つかり現在も薬を飲んでいます。ドナ・ウィリアムズも薬を飲むようになって『毎日が天国』という本を書いています。ただし、テンプルは自閉症の薬物治療には注意が必要だと書いています。

今日、自閉症にとって大きな助けになる、たくさんの新しい薬物治療がある。こうした薬物は思春期後に起こる問題に特に効果がある。不運なことは、医療関係者が適量を処方できないことである。――(略)――

自閉症者の中にはあまりにも多くの強い薬物を与えられたあげく、薬の拘束衣で身動きできない人たちがいる。本当に効果のある薬物はわずかな量で十分であり、目に見えるような効果がちゃんとある。もし、それであまり効果がなかったら、その薬は使う価値がないのではないだろうか。――(略)――

ボストンの自閉症専門家ポール・ハーディー博士と、ハーヴァード大学医学部のジョン・レィティー博士は、自閉症者には非自閉症者よりも少ない量の抗うつ剤でよいと言っている。少量で効果が上がるので、〝処方手引き書〟どおりの量は、多くの自閉症者にとっては多すぎる。その手引き書どおりの量が必要な者もいるが、おおむねその四分の一か三分の一ですむ。多すぎると、いらいらや不眠や攻撃的行動や興奮を招く。［グランディン 1997：pp.158-160］

テンプルは、不運なことは、医療関係者が適量を処方できないことであると書いています。そして、わずかな量で十分であると書いています。また、わずかな量で効果がないときは、使う価値がないのではないだろうかと書いています。

私は、重度の自閉症の大人の人が暮らす施設でイベントが開かれたとき、2回手伝いに行ったことがあります。それぞれ半日ほど共に過ごし、散歩も一緒に行きました。しかし、どこからどう手をつければ良いのかわかりませんでした。他害や自傷といった問題行動はありませんでしたが、ほとんど何もしないで過ごしていました。

大人の重度の自閉症の人の重度の恐怖症の治療は難しいはずです。しかし、強迫性障害やパニック障害の本に出てくる患者はほとんどが大人です。そして、薬と認知行動療法などの恐怖症の治療を併用することで重度の強迫性障害やパニック障害にもかなりの効果があがっています。

したがって、大人の重度の自閉症の人の重度の恐怖症も、薬と恐怖症の治療を併用して、スモールステップで時間をかけて、できることを増やしていけば効果があるはずです。できることが増えていけば、それが自信となって、さらにできることが増えていくはずです。関係者の方々には、大人の重度の自閉症の人の重度の恐怖症の治療法を開発して頂きたいと願っています。

五　自閉症の子どもの教育

大学教授になっているテンプル・グランディンには3歳のときから家庭教師がついていました。自閉症の子どもの成長には恐怖症の治療だけではなく教育が必要です。

1．定型の子ども

定型の子どもには家庭教育もしつけも必要ありません。子どもって可愛い！　子どもって面白い！と子育てを楽しんでいるだけで十分です。定型の子どもには定型の人への共感性があり、定型の人が形成する社会におのずと適応していくからです。

定型の子どもは母親を認知するだけで安心が生まれます。母親は安全基地として機能しています。母親は存在しているだけで定型の子どもの発達を支えるという働きをしています。定型の子どもは旺盛な好奇心と向上心で、生活に必要なスキルや社会生活に必要なマナーを教えなくても自ら学び身につけていきます。

少年の非行が報道されると、家庭の教育ができていない、家庭のしつけができていないといった非難の声があがることがあります。しかし、家庭教育やしつけが必要だという発想は目の前にいる子どもの人格を否定しています。母親がこの考えに従って子どもを育てると、母親から人格を否定されている子どもは不幸な子どもになってしまいます。

母親から信頼されて尊重されている子どもは幸せな子どもです。幸せな子どもは、ほかの子どもの幸せを喜び、ほかの子どもの不幸を悲しむことのできる子どもに育ちます。しかし、母親の信頼と尊重にめぐまれていない不幸な子どもは、ほかの子どもの幸せを妬み、ほかの子どもの不幸を喜びがちです。それがいじめや差別を生みます。

旺盛な好奇心と向上心があって、ほかの子どもの幸せを喜びほかの子どもの不幸を悲しむことのできる子どもに育てば、それだけで子育ては十分だと私は考えています。ほかの子どもをけっしていじめない子どもに育ちます。そして、他者を不幸にするようなことは避け、他者の幸せに貢献するような大人に育ちます。

これこそ真の社会性と呼ぶにふさわしい徳性です。定型の子どもの真の社会性は、家庭教育やしつけで生まれるものではなく、学校の道徳教育で生まれるものでもなく、母親から信頼されて尊重されて幸せに育てられることによって生まれます。

教育者は教育を過大評価しがちです。母親の信頼と尊重にめぐまれていない不幸な子どもは、教師などの身近にいる大人が子どもを信頼し尊重することで幸せな子どもにすることができます。そして、それが道徳教育になります。また、子ども食堂などの支援も不幸な子どもを幸な子どもにすることができるので道徳教育につながります。

2. 自閉症の子ども

自閉症の子どもの子育ては、定型の子どもの子育てとはまったく逆になります。定型の子どもは信頼して尊重して育てるだけで十分です。しかし、自閉症の子どもを信頼して尊重して育てることは、恐怖の世界にいる自閉症の子どもを放置することになります。それは、恐怖症を放置することになり、困っている子どもを放置することになります。

また、典型的な自閉症の子どもは針を刺されたときに針を刺した人に反応しません。自閉症の人の認知はそれぞれの認知がつながり合っていないデジタル認知です。定型の子どもは他の人の行動を見ているだけでも多くのことを学びますが、自閉症の子どもは他の人の行動を見て学ぶのが苦手です。手洗いや着替えなど日常生活に必要なスキルも、社会生活に必要なマナーも、定型の子どもが自分で学んでいくようなことも、そして年齢相応の遊びでさえも、教科の学習のように教える必要があります。

次にあげるのは、言葉で聞いても目で見ても学べないことでも、手をとって教えれば学べるという例です。

グニラ・ガーランドは、ゆでジャガイモの皮のむき方を知らなかったので、皮のまま食べていました。学校の食堂で一人で給食を食べていると、同じクラスの女の子が同じテーブルについて、「あら、ジャガイモむけないのね」と言って、「こうするのよ」とグニラの両手をとって、最初から順番に一段階ずつやらせてくれました。それでジャガイモの皮のむき方をマスターしました。グニラは、このことがあって、言葉で聞いても目で見てもだめで、一段階ずつ自分の手でやってみないと覚えられないということがわかったそうです。〔ガーランド 2000：pp.187-188〕

新生児と顔を見合わせて舌を出すと、赤ちゃんも舌を出すという現象が知られています。これは新生児模倣と呼ばれています。私がビデオで見た一番早い赤ちゃんは、生後30分で、抱いていた父親が舌を出すと舌を出していました。新生児にも他の人の行動を見て模倣する能力が備わっています。しかし、自閉症の子どもには模倣能力が備わっていません。したがって、新生児模倣も刷り込みによって生まれることになります。

行動療法では模倣のスキルも教科の学習のようにして自閉症の子どもに教えます。自閉症の子どもは教えれば模倣能力も身につけることができます。

次は、定型の子どもなら自然に身につくことでも教える必要があるという例です。

『愛の奇跡』のアンは、16歳のとき、父親から何回もお金の数え方を教えてもらい、やっとお金の数え方を身につけました。1971年までのイギリスのお金は、1ポンド＝20シリング＝240ペンスと複雑でした。

ところが、お金の数え方を理解したアンが「お金って何に使うの？」と尋ねたのです。それから買い物の練習をして、お金の使い方を教えました。そうやって、アンはお金の意味を理解しました。しかもこれは丸暗記ではありませんでした。イギリスで通貨制度が十進法に替わったとき、家族の中でアンが一番先に新しい制度をマスターしたそうです。[コープランド 1977：pp.163-165]

定型の子どもはある程度の歳になるとお金に興味を持つようになります。そして、大人が教えなくても自分でお金の意味を理解します。しかし、自閉症の子どもには大人がお金の意味を教える必要があります。

私はアスペルガー症候群の子どもから、「なぜ、太っている人に『太ってる』と言ってはいけないの？」と質問されたことがあります。定型の子どもなら自然に身につくマナーも、教科の学習のように教える必要があります。また、ほかの人の感情も、ニコちゃんマークのようなイラストを使って教えることで、喜んでいる顔、怒っている顔、悲しい顔などを読みとれるようになります。

次は、まったく興味を示さなかった遊びでも、教えたら好きになって上手になったという例です。

定型の子どもは、ほかの子どもが竹馬に乗っているのを見ると自分も乗りたがります。しかし、竹馬に乗ろうとしてもうまくいきません。それで、竹馬の練習を手伝って欲しいと頼まれます。そこで竹馬の練習を手伝いますが、竹馬を少し支えるだけで十分です。定型の子どもは、ほかの子どもが竹馬に乗っているのを見てどうすれば良いかだいたいわかっているからです。ですから、子どもが8で私の支援が2ぐらいの割合で竹馬の練習を始めます。そして、ほとんどの子どもが2日もかからずに竹馬に乗れるようになります。しかし、竹馬に乗れるようになってもあまり竹馬で遊びません。定型の子どもにとって竹馬はあまり面白い遊びではないようです。

私は自閉症の子どもに竹馬を教えたことがあります。竹馬に乗らせても自分で動かそうとはしませんでした。何をどうすれば良いかまったくわからないからです。竹馬に乗っているだけなので、私が竹馬を動かしました。それで、子どもが0で私の支援が10で竹馬の練習を始めました。しかし、練習を繰り返していくと、徐々に学んで、一人で竹馬に乗れるようになりました。そして、もっと高くしてという要望で、徐々に高い竹馬に乗るようになりました。最後は、大人用の竹馬を限界まで高くして、見上げるような高さで竹馬に乗るようになり、竹馬の名人になりました。

自閉症の子どもに新しいことを教えるのはゼロから教えなくてはならないので時間がかかります。また、新しいことへの抵抗があることもあります。しかし、生年月日を聞いただけで生まれた曜日を当てられるカレンダーボーイと呼ばれる子どもがいるように、自閉症の子どもはいったん身につけた知識や技術を磨きあげる能力を持っています。

自閉症の子どもの療育を行っていた方が、「学習を行うためにほめるのではなく、ほめるために学習を行う」と書いていました。自閉症の子どもを放置しているとほめることができません。1日に5回教えれば、1日に5回ほめることができます。1日に10回教えれば、1日に10回ほめることができます。いっぱい教えていっぱいほめることで、自閉症の子どもの学習を促進することができ、自閉症の子どもの本来の人格を育てることができます。

自閉症の子どもの成長のためには恐怖症の治療と教育という両輪が必要です。恐怖症の治療は、それほど時間はかかりません。しかし教育には、定型の子ども以上に時間をかけて様々なことを教える必要があります。

自閉症の子どもを育てるのは定型の子どもを育てるよりも手間がかかり時間がかかるので大変です。しかし、手間と時間をかければ驚くような成果が生まれます。自閉症の子どもは地球という未知の惑星を精一杯頑張って生きているからです。ぜひ、自閉症の子どもを応援して下さい。

最後に、アンが日本で出版された『愛の奇跡』の改訂版によせて書いた手紙を引用します。

私と同じ苦しみを持つ日本の子供たちへ、
皆様が私の物語を気に入って下さるとよいと思います。
また、私の物語によって、
皆様が私とおなじようにこの美しい世界を知り
そして愛する助けとなることを希望します。

アンの世界は美しい世界になっています。自閉症の人の世界が美しい世界になることを祈ってこの本を終わります。最後まで読んでいただきありがとうございました。

文献

A・モンタギュー（1977）『タッチング』（佐藤信行・佐藤方代訳）平凡社
A・ニスベット（1977）『コンラート・ローレンツ』（木村武二訳）東京図書
アクセル・ブラウンズ（2005）『鮮やかな影とコウモリ』（浅井晶子訳）インデックス出版
アルフレッド・ブローネ&フランソワーズ・ブローネ（1993）『自閉症の表現』（布施佳宏・吉田廣訳）二瓶社
安藤春彦、山崎晃資、白橋宏一郎、猪俣丈二（1983）『自閉症児への架橋』医学書院
バーナード・リムランド（1980）『小児自閉症』（熊代永訳）海鳴社
ベルトラン・ジョルダン（2013）『自閉症遺伝子』（坪子里美・林昌宏訳）中央公論新社
キャサリン・モーリス（1994）『わが子よ、声を聞かせて』（山村宜子訳）日本放送出版協会
クララ・パーク（1976）『ひとりぼっちのエリー』（松岡淑子訳）河出書房新社
デボラ・ブラム（2014）『愛を科学で測った男』（藤澤隆史・藤澤玲子訳）白楊社
ドナ・ウィリアムズ（1993）『自閉症だったわたしへ』（河野万里子訳）新潮社
（1996）『こころという名の贈り物』（河野万里子訳）新潮社
フィリップ・ロシャ（2004）『乳児の世界』（板倉昭二・開一夫監訳）ミネルヴァ書房
フランシス・ハッペ（1994）『自閉症の心の世界』（石坂好樹・その他訳）星和書店
D・W・グッドウィン（1988）『恐怖症の事実』（太田保之・国島乙二・林田健太郎訳）星和書店
グニラ・ガーランド（2000）『ずっと「普通」になりたかった。』（ニキ・リンコ訳）花風社

H・アスペルガー（1973）『治療教育学』（平井信義訳）黎明書房
ヘレン・ケラー（1982）『ヘレン・ケラー自伝』ぶどう社
バージニア・ポーター（1964）『少年少女世界のノンフィクション』（白木茂訳）偕成社
東田直樹（2007）『自閉症の僕が跳びはねる理由』エスコアール
堀内勁（1999）『サイレントベイビーからの警告』徳間書店
イアン・B・アシュトン（1990）『自閉症児―ドゥースクロフト校の試み』（浜谷喜美子訳）三一書房
糸賀一雄（一九六五）『この子らを世の光に』柏樹社
伊藤則博（2008）『自閉症問題の今昔』札幌学院大学心理臨床センター紀要第8号
泉流星（2003）『地球生まれの異星人』花風社
（2005）『僕の妻はエイリアン』新潮社
ジェリー・ニューポート&メアリー・ニューポート&ジョニー・ドット（2007）『モーツァルトとクジラ』（八坂ありさ訳）日本放送出版協会
J・S・マーチ&K・ミュール（2008）『認知行動療法による子どもの強迫性障害治療プログラム』（原井宏明、岡島美代訳）岩崎学術出版社
ジャック・ホッジス手記&J・コープランド著述（1977）『愛の奇跡（改訂版）』（高木誠一郎訳）篠崎書林
亀井一成（1985）『なくなキリンの六と甲』ポプラ社
（1992）『カバの茶目子のおねがい』ポプラ社
河合隼雄・小林登・中根千枝編（1983）『親と子の絆』創元社
北畠道之（1993）『心のパズルが解けた』朝日新聞
小林登（1993）『こどもは未来である』岩波書店

小西行郎（2003）『知っておきたい子育てのウソ・ホント五〇』海竜社
コンラート・ローレンツ（1996）『ハイイロガンの動物行動学』（大川けい子訳）平凡社
（1997）『動物行動学（上）』『動物行動学（下）』（丘直道・日高敏隆訳）ちくま学芸文庫
M・H・クラウス、J・H・ケネル、P・Hクラウス（2001）『親と子のきずなはどうつくられるか』（竹内徹訳）医学書院
リー・ベアー（2000）『強迫性障害からの脱出』（越野好文・中谷英夫・五十嵐透子訳）晶文社
レオ・カナー（1978）『幼児自閉症の研究』（十亀史郎・岩本憲・斎藤聡明訳）黎明書房
マーガレット・リップル（1975）『乳児の精神衛生』（津守真・野田雅子訳）法政大学出版局
増井光子（1978）『動物の親は子をどう育てるか』どうぶつ社
ミシェル・オダン（1991）『バース・リボーン』（佐藤由美子・きくちさかえ訳）現代書館
三宅廉、黒丸正四郎（1971）『新生児（NHKブックス）』NHK出版
ニキ・リンコ（2007）『自閉っ子、えっちらおっちら世を渡る』花風社
ニコ・ティンバーゲン（2000）『動物のことば』（渡邉宗孝訳）みすず書房
奥田健二、小林重雄（2009）『自閉症児のための明るい療育相談室』学苑社
大野明子（1999）『分娩台よ、さようなら』メディカ出版
小澤勲（2007）『自閉症とは何か』洋泉社
パール・バック（1993）『母よ嘆くなかれ』（伊藤隆二訳）法政大学出版局
オリヴァー・サックス（1997）『火星の人類学者』（吉田利子訳）早川書房
ラッセル・マーティン（2001）『自閉症児イアンの物語』（吉田利子訳）草思社
サイ・モンゴメリー（2015）『テンプル・グランディン　自閉症と生きる』（杉本詠美訳）汐文社
サリバン（1973）『ヘレン・ケラーはどう教育されたか』（槇恭子訳）明治図書

白石勧（2018）『自閉症と刷り込み』花伝社
シーラ・リッチマン（2003）『自閉症へのＡＢＡ入門』（井上雅彦・奥田健二監訳・テーラー幸恵訳）東京書籍
杉澪子（1977）『ママ本にしていいよ』創世記
杉山登志郎（2000）『発達障害の豊かな世界』日本評論社
玉井収介（1983）『自閉症』講談社
Ｔ・Ｂ・ブラゼルトン（1982）『親と子のきずな―アタッチメントを育てるとは』（小林登訳）医歯薬出版
テンプル・グランディン＆マーガレットＭ・スカリアーノ（1994）『我、自閉症に生まれて』（カニンガム久子訳）学習研究社
テンプル・グランディン（1997）『自閉症の才能開発』（カニンガム久子訳）学習研究社
トーマス・Ａ・マッキーン（2003）『ぼくとクマと自閉症の仲間たち』（ニキ・リンコ訳）花風社
ウタ・フリス編著（1996）『自閉症とアスペルガー症候群』（冨田真紀訳）東京書籍
ウェンディ・ローソン（1998）『私の障害、私の個性。』（ニキ・リンコ訳）花風社
Ｗ・スラッキン（1977）『刻印づけと初期学習』（園田富雄訳）川島書店
山内逸郎（1992）『未熟児』岩波書店
吉村正（2008）『「幸せなお産」が日本を変える』講談社
（2010）『いのちのために、いのちをかけよ』地湧社
湯汲英史編集（2010）『発達につまずきがある子どもの子そだて』明石書店

白石 勧（しらいし・すすむ）
1949年　神奈川県藤沢市生まれ
1968年　長崎県立大村高等学校卒業
1971年　国際基督教大学入学
1972年　長女誕生、母親が乳腺炎で入院し、しばらく一人で赤ん坊を育てる
1973年　育児論がないことに気づき、愛が大事だと気がつく
1974年　大学中退、仕事をしながら愛（信頼）と育児論の研究を進める
1986年　『精神構造論仮説と育児論』自費出版
2001年　『精神構造論仮説と育児論』（改訂版）朗文堂より出版
2003年　自閉症の研究を始める
2007年　障害児専門の学童保育所でボランティアを始める
2008年　午前は小学校特別支援教育支援員、午後は学童保育所障害児加配
2017年　3月末で退職
2018年　『自閉症と刷り込み』花伝社より出版
メールアドレス：s-shiraishi@mub.biglobe.ne.jp

自閉症の子どもたちと〝恐怖の世界〟——これで自閉症がわかる！

2019年12月20日　初版第1刷発行

著者 ——白石　勧
発行者 ——平田　勝
発行 ——花伝社
発売 ——共栄書房
〒101-0065　東京都千代田区西神田2-5-11出版輸送ビル2F
電話　03-3263-3813
FAX　03-3239-8272
E-mail　info@kadensha.net
URL　http://www.kadensha.net
振替 ——00140-6-59661
装幀 ——生沼伸子
印刷・製本—中央精版印刷株式会社

ISBN978-4-7634-0911-9 C0011